国家卫生和计划生育委员会"十二五"规划教材
全国高等医药教材建设研究会"十二五"规划教材
全国高职高专院校教材

供检验技术专业用

生物化学检验实验指导

第2版

主　编　吴佳学　刘观昌

副主编　黄泽智　李晶琴　马少宁

编　者（以姓氏笔画为序）

马少宁（福建卫生职业技术学院）　　　　张雅娟（苏州卫生职业技术学院）

王凤玲（沧州医学高等专科学校）　　　　张静文（重庆医药高等专科学校）

孔晓朵（鹤壁职业技术学院）　　　　　　欧陵斌（湖南永州职业技术学院）

卢　杰（大庆医学高等专科学校）　　　　段如春（楚雄医药高等专科学校）

仲其军（广州医科大学卫生职业技术学院）黄泽智（邵阳医学高等专科学校）

刘向祎（首都医科大学附属北京同仁医院）熊　燏（海南医学院）

刘观昌（菏泽医学专科学校）　　　　　　黎明新（沈阳医学院附属中心医院）

李晶琴（首都医科大学燕京医学院）　　　魏彦刚（菏泽医学专科学校）

吴佳学（山东医学高等专科学校）

人民卫生出版社

图书在版编目(CIP)数据

生物化学检验实验指导/吴佳学,刘观昌主编.—2版.—北京:人民卫生出版社,2015
ISBN 978-7-117-21112-3

Ⅰ.①生… Ⅱ.①吴… ②刘… Ⅲ.①生物化学-医学检验-高等职业教育-教学参考资料 Ⅳ.①R446.1

中国版本图书馆 CIP 数据核字(2015)第 172152 号

人卫社官网	www. pmph. com	出版物查询,在线购书
人卫医学网	www. ipmph. com	医学考试辅导,医学数据库服务,医学教育资源,大众健康资讯

生物化学检验实验指导
第 2 版

主　　编:吴佳学　刘观昌
出版发行:人民卫生出版社 (中继线 010-59780011)
地　　址:北京市朝阳区潘家园南里 19 号
邮　　编:100021
E - mail:pmph @ pmph. com
购书热线:010-59787592　010-59787584　010-65264830
印　　刷:人卫印务(北京)有限公司
经　　销:新华书店
开　　本:850×1168　1/16　印张:10
字　　数:275 千字
版　　次:2010 年 7 月第 1 版　2015 年 8 月第 2 版
　　　　　2024 年 6 月第 2 版第 14 次印刷(总第 22 次印刷)
标准书号:ISBN 978-7-117-21112-3/R·21113
定　　价:18.00 元

打击盗版举报电话:010-59787491　E-mail:WQ @ pmph. com
(凡属印装质量问题请与本社市场营销中心联系退换)

　　《生物化学检验实验指导》是《生物化学检验》(第4版)的配套教材,本教材适用于高职高专检验技术专业。

　　本教材的编写是根据高职高专检验技术专业的特点,遵循培养检验技术专业高素质技能型人才的宗旨,注重基础理论知识与实验技术的有机结合,贯穿现代检验技术的标准化和规范化的主线,将现代临床生化检验技术的基本理论、操作方法、专业标准、质量控制以及各项检验的临床应用贯穿于整个实验中,使之成为一般生化检验技术的实用性教材。

　　本教材共分三个模块和附录,十三个项目共48个实验,模块一主要介绍生物化学实验室的基本知识、常用设备的使用、标本的采集与处理、实验方法性能评价与验证以及生物化学检验的质量控制;模块二为常用生物化学项目的检验;模块三为器官功能与疾病检验;附录包括生物化学检验技能考核标准、实验用水的制备与水质检测等。各实训项目是根据目前临床实验室的工作需求和性质从常见的检测项目中选择出来的,各个实验均具有一定的代表性,每个实验包括实验目的和要求、实验原理、试剂与仪器、操作方法、结果计算、参考区间、质量控制和临床意义等内容。

　　由于我们的水平有限,不妥之处在所难免,恳请同行专家、老师、学生和广大读者批评指正。

吴佳学　刘观昌

2015 年 6 月

模块二 常用生化项目的检验

模块三　器官功能与疾病检验

模块一　生物化学检验基础知识

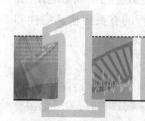

项目一

生物化学检验实验室安全知识

医学实验室是一个高危险的工作环境,经常会遇到一些危害人体健康的因素,如化学物质直接腐蚀、吸入有害气体、气溶胶污染、锐器伤感染、各种废弃物、噪声以及电离辐射等,但是最重要的是患者的标本和各种生物制剂的污染。在结核病、艾滋病以及乙型肝炎病毒携带者等患者的标本中都有相应的病原体存在,实验室工作人员如果不按操作规程处理这些标本,不仅会对自己造成伤害,而且会伤害到他人,甚至污染环境而对社会造成更大危害。因此,所有进入医学实验室的人员必须高度重视生物安全,遵守实验室有关规程和进行有效的生物安全防护,这是减少或避免人体伤害的重要举措,也是降低实验室对环境污染的有效措施。

实训一　实验室生物安全基本知识

一、实验室设施安全要求

国家标准《实验室生物安全通用要求》(GB 19489—2004)相关规定,根据对所操作生物因子采取的防护措施,将实验室生物安全防护水平(biosafety level, BSL)分为一级、二级、三级和四级,一级防护水平最低,四级防护水平最高。一级防护设施要求如下:门可锁闭、带可视窗;近出口处设洗手池;生活衣服与工作衣分开放置;实验室内墙体、地面与家具表面防滑、耐腐蚀、易清洁;不同实验和区域应互不干扰;通风应避免交叉污染;防止节肢动物和啮齿动物进入;必要时设洗眼和紧急喷淋装置;避免强光和反光;操作有毒、刺激性和放射性物质应配备负压通风柜;应急照明与足够电力供应;插座要接地线和设置漏电保护装置;排水应有防回流设计;应急器材如消防、事故处理、急救、通信;消毒设备如高压蒸汽灭菌器、洗眼器等。

实验室一般将有效的空间划分为清洁区、缓冲区和污染区。其中清洁区多指办公室、休息室及学习室等区域;缓冲区多指储存区、供给区;污染区则是指工作区、洗涤区及标本储存区。对于特殊的实验室如临床基因扩增实验室、微生物实验室及临床艾滋病实验室应根据国家卫生计生委相关文件要求进行专门设计及划分。

二、感染性物质的防护

凡是进入实验室的样本,我们都认为可能有感染性物质的存在。实验室相关感染造成的危害大部分是由实验室工作人员的安全意识不强、人为操作错误、感染性物质防护不到位等原因造成的,所以规范的实验室操作对于实验室生物安全至关重要。

（一）样本的运送操作规范

用于运输感染性物质的容器应当坚固,不易破碎,样本盖子盖好后不应有液体渗漏。最好有标本容器的支架,以使标本容器直立。标本容器上的标签应有样品名称、采集日期、编号等必要的信息。样品的有关要求应单独放置,最好放在防水的袋子里,以防止发生污染而影响使用。容器应定期消毒。标本在运送到实验室外的其他机构时要严格遵守现行的有关运输感染性和其他生物源性材料的法规。同时备有消毒剂以便随时处理可能出现的标本泄漏。

（二）感染性物质的实验防护

1. 操作过程中要避免感染性物质的扩散。由经过专门培训的人员进行操作。打开离心后的血清管盖时面部避免正对盖口。吸取血液及血清时尽量要小心。进行微生物接种时,为避免接种物从接种环上脱落,微生物接种环直径以 2~3mm 为宜,并完全闭合;检测完毕需丢弃的废弃标本或培养物应放置在防渗漏医疗废物专用袋内,以备高压和（或）焚烧;对实验室要进行定期消毒。

2. 避免实验过程中吸入或接触感染性物质。在任何可能导致潜在的传染性物质溅出的操作过程中,实验室操作人员都必须保护好面部、眼睛和嘴。如实验室操作人员应戴一次性手套;实验过程中避免触摸嘴、眼和面部。

3. 在使用锐器如皮下接种针、玻璃吸管等进行操作时,要防止实验人员被刺伤,避免由破裂的或有缺口的玻璃器皿引起的感染性物质的意外感染。使用注射器和针头时,要采用锐器保护装置;用过的一次性物品要放进专用的耐针刺的有盖容器中。

4. 应备有合适的消毒液,以便随时清除溅出物及溢出物。

三、废弃标本及用品的处理要求

实验室废弃物处理应符合国务院颁布的《医疗废物管理条例》及卫生部颁布的《医疗卫生机构医疗废物管理办法》的相关规定。

1. 需要废弃的样本、培养物和其他生物材料均应先弃置于专门设计的、专用的、有标记的用于处理危险废物的容器内,应通过高压消毒处理后再运离实验室。

2. 某些利器如针头、玻璃等应直接弃置于耐扎的专用“利器盒”内,不得反复使用。

3. 进行医疗废弃物处理的人员应经过适当的培训,并采取一定的个人防护措施。

4. 所有废弃物在去污染或最终处理之前,应存放在指定的安全地方,并及时清理和运走。

5. 实验室内未被污染的日常纸类废物等可按非危险废物操作和处理。

四、实验室的消毒与处理

1. 实验室内空气的消毒

（1）实验室要经常开窗通风,通过自然通风换气,条件许可时采用排气扇人工机械通风,做到每小时换气 10~15 次。

（2）通过紫外线照射可对室内空气及物体表面进行消毒,常用的室内悬吊式紫外线灯对室内空气消毒时,其安装的数量为平均 $1.5W/m^3$,每次照射时间不少于 30 分钟。

2. 实验室内物体的消毒

（1）地面的消毒:实验室、办公室等场所地面要湿式拖扫,禁止干拖干扫。可用 0.1% 过氧乙酸拖地或 0.2%~0.5% 过氧乙酸喷洒,或用有效氯为 1000~2000mg/L 的含氯消毒剂喷洒或拖地,消毒剂的用量不得少于 $100ml/m^2$。拖把应专用,污染区和清洁区不得混用。使用后,用上述消毒液浸泡 30 分钟,再用水清洗干净,悬挂晾干,最好放在阳光下暴晒后备用。

（2）物体表面的消毒

1) 实验台面、桌子、椅子、实验凳、柜子、门把手等可用 0.2%~0.5% 过氧乙酸或有效氯为

1000～2000mg/L 的含氯消毒剂喷洒、擦拭,消毒作用 10～15 分钟。

2)若实验台面等明显被传染性标本污染,例如,传染性标本和培养物外溢、溅泼或容器打碎,洒落于表面时,处理的方法是:①先用吸湿性较强的布或纸巾覆盖溢出物;②向纸巾上从溢出区域的外围开始向中心倾倒适当的消毒剂(0.5% 次氯酸钠溶液),并覆盖纸巾周围的区域;③作用适当时间(约 30 分钟)后,将所处理纸巾按污染物清理;④如果含有碎玻璃或其他锐器,则要使用簸箕或硬的厚纸板来收集处理过的物品,并将它们置于可防刺透的容器中以待处理;⑤最后对溢出区域再次清洁并消毒。

3.一般实验器材的消毒

(1)金属器材、玻璃器皿可用压力蒸汽和干热灭菌的方法。

(2)玻璃器材:使用过的玻璃吸管、试管、离心管、玻片、玻璃棒等应立即浸入 0.5% 过氧乙酸喷洒或有效氯为 2000mg/L 的含氯消毒剂中,消毒 1 小时以上方可清洗。

五、手的清洗及消毒

实验室工作完毕后应立即进行手部清洗。一般情况下,用普通肥皂搓洗后再用流水彻底冲洗即可清除手部污染。通常建议采用如下"六步法"洗手法(图 1-1):

第一步:双手掌心相对,手指并拢,相互揉搓洗净手掌;

第二步:手心对手背,手指交叉,沿指缝相互揉搓洗净手背,左右手交换搓洗;

第三步:掌心相对,双手交叉,相互揉搓洗净指缝;

第四步:双手轻合成空拳,相互揉搓洗净指背,左右手相同;

第五步:一只手握住另一只手的拇指搓洗,洗净拇指,左右手相同;

第六步:将一手五指指尖并拢在另一手的掌心处搓搓,洗净指尖,左右手相同。

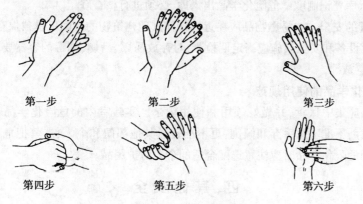

第一步　　　　　第二步　　　　　第三步

第四步　　　　　第五步　　　　　第六步

图 1-1　六步洗手法

手的消毒可使用 0.3%～0.5% 碘伏消毒液或快速手消毒剂,涂擦于手指、手掌、手背揉搓 1～3 分钟。

(刘向袆)

实训二　化学试剂及其他安全

一、强酸、强碱试剂的使用

1.使用时须戴防酸手套,小心操作,并防止溅出。如不慎溅在实验台上或地面,必须及时用湿抹布擦洗干净。

2.强碱如氢氧化钠或氢氧化钾等触及皮肤而引起灼伤时,要先用大量自来水冲洗,再用

2%或5%乙酸溶液涂洗。

3. 强酸、溴等触及皮肤而致灼伤时,立即用大量自来水冲洗,再以5%碳酸氢钠溶液或5%氢氧化铵溶液洗涤。

4. 酚类触及皮肤引起灼伤,首先用大量的水清洗,再用肥皂水洗涤,忌用乙醇。

5. 实验过程中产生的废液应倒入指定容器内,尤其是强酸和强碱不能直接倒在水槽中,应由专人负责处理。

二、易燃易爆试剂的使用

某些易燃易爆试剂如乙醚、丙酮、乙醇、苯、金属钠等,在使用时应避免靠近火焰。低沸点的有机溶剂禁止在火上直接加热,只能在水浴上利用回流冷凝管加热或蒸馏。

三、危险化学品的使用

按照我国目前已公布的法规和标准,将危险化学品分为:爆炸品、压缩气体和液化气体、易燃液体、易燃固体、自燃物品和遇湿易燃物品、氧化剂和有机过氧化物、毒害品、放射性物品、腐蚀品八大类。实验室的工作人员要正确了解这些化学药品的毒副作用、暴露途径,以及在操作、贮存和使用过程中的注意事项。

(一) 危险化学品的储存与保管规范

1. 危险化学品要按危险化学品性质设计专柜,分类存放,储存方式、方法与储存数量必须符合国家标准,并有明显的标识。

2. 实行专人负责制　危险化学品应由专人保管。保管人员应熟悉所保管的危险化学品的性质,工作认真负责,具有良好的职业道德,丰富的专业知识,健康的心理素质。

3. 实行出入库登记制度　危险化学品出入库,必须进行核查登记。

4. 注意保管的安全　如易燃物品应在远离任何其他建筑物的房间里单独保存;危险化学品专用仓库的储存设备和安全设施应当定期检测;对存放易爆、易燃、剧毒的容器要严格执行安全管理制度,分类存放。

(二) 危险化学品的使用规范

危险化学品应集中保管,并做好领用和使用记录。实验室内的危险化学品需及时归橱上锁,不准私自保存,不准随意丢弃和倾倒,更不准转送其他部门和个人,严禁把危险化学品带出实验室。在使用危险化学品时应注意选配合适的个人防护用品。

四、其 他 安 全

实验室应具备防止火、电、辐射以及噪声等设施,工作人员应具备一定的防护知识,避免发生危害。

1. 防火　实验室所有人员要进行火灾应急演练,进行防火等知识的培训。在实验室房间、走廊及过道应设置显著的火警标志、说明以及紧急通道标志。消防器材应放置在靠近实验室的门边、走廊和过道的适当位置,并应定期对灭火器进行检查和维护。

实验室引起火灾的原因通常包括:超负荷用电;电器保养不良,如:电缆的绝缘层破旧或损坏;供气管或电线过长;仪器设备在不使用时未关闭电源;使用非专用或劣质电器设备;使用明火;易燃、易爆品的处理、保存不当;不相容的化学品没有正确隔离;通风系统不当或不充分等。

2. 防电　实验室应定期对所有电器设备进行检查和测试,防止触电事故发生。实验室电路要配置断路器和漏电保护器。配置断路器是用来保护线路不发生电流超负荷从而避免火灾。漏电保护器用于保护工作人员避免触电。实验室的所有电器均应采用三相插头。所有电器设备和线路均应符合国家电气安全标准和规范。

3. 防电离辐射　为了限制电离辐射对人体的伤害,应该控制使用放射性核素,并遵守相应的国家标准。辐射防护的管理要素主要包括:①尽可能减少辐射暴露的时间;②尽可能增大与辐射源之间的距离;③隔离辐射源;④用非放射性测量技术来取代放射性核素。

4. 防噪声　长期受过度噪声影响对人体健康也是一种隐患。在不能控制噪声的地方或在常规实验室工作场所有过度噪声暴露时,要制定听力保护方案和监测方案,防止噪声对工作人员造成影响。

实训三　实验室工作人员安全基本要求

1. 不许在实验室饮食、吸烟、清洗角膜接触镜和化妆。

2. 不许在实验室存放食物和存放日常生活用品。

3. 保持实验室清洁卫生。每天对空气、各种物体表面及地面进行常规消毒。

4. 进入实验室必须穿工作服,按规定着装。

5. 不准用嘴吹吸液体。

6. 所有操作均应避免液体物质溅出和形成气溶胶。

7. 遇下列情况之一时,双手应在消毒剂中浸泡后再用肥皂、流动水洗刷干净:①工作告一段落时;②被标本污染时;③离开实验室时;④脱下工作衣帽后。

8. 清洗手后一般不要用毛巾擦手,可自然干燥、一次性手纸或烘干设施吸干。如果需要毛巾擦干,毛巾应专人专用,定期清洗和消毒。

9. 工作台面至少每天消毒一次。当有液体溅出时,应及时进行台面或物表的消毒。

10. 接触可能潜在传染性物质时要戴手套,必要时戴两副手套,操作过程中不准接触"洁净"的物体表面(如键盘、电话等),接触污染物完毕后要摘掉手套或更新手套后再进行其他操作。脱掉手套后要洗手。一次性手套不可重复使用。

11. 实验室所有物品在丢弃之前,必须分类存放,分别消毒后送至规定地点。严重的污染物在实验室消毒后再统一送指定的地点焚烧或进一步消毒后处理。

12. 各种器具用后应及时清洗或消毒。

13. 比较重要的污染或偶然事件,要立即向老师或实验室主任报告。

14. 无菌物品如棉球、棉签、纱布等应有相应的规范包装并在有效期内使用,按规定要求拆开和使用,开启后不得超过 24 小时。使用后的废弃物品,应及时进行无害化处理,不得随意丢弃。

15. 试剂、标准品以及标有有效期的物品均应在有效期内使用。

16. 检验报告单应由微机打印后发放,如果受条件所限,手写报告单应消毒后再发放,申请单消毒后保存。

(魏彦刚)

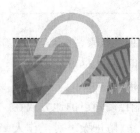

项目二

生物化学检验实验室常用仪器

本部分内容主要学习临床生物化学实验室常用仪器设备的基本使用方法及校正、维护,包括半自动生化分析仪、分光光度计、离心机、微量加样器等。

实训四 常用仪器设备的使用与维护

一、半自动生化分析仪的使用与维护

【目的和要求】

掌握:半自动生化分析仪的基本原理和基本操作。

熟悉:半自动生化分析仪的基本参数设置。

了解:半自动生化分析仪的维护。

【实验原理】

半自动生化分析仪是指分析过程中的部分操作(如加样、加试剂、混匀、保温、显色等步骤)由手工完成,而吸入比色、吸光度监测、结果计算、打印等功能由仪器自动完成的生化分析仪。

【试剂与仪器】

1. 半自动生化分析仪。

2. 试剂盒、校准品、质控品、蒸馏水。

【操作方法】

1. 开机 接通电源开关,系统自动进行自检,自检正常后进入主菜单。

2. 参数设定 根据要求设定参数(如项目、测量方法、单位、温度、主波长、次波长、试剂空白、延迟时间、测量时间、样品量、试剂量、吸液量、参考范围等)。设定好并存储在机器内,不得随意改动。

3. 校准参数与质控参数设定 必须使用配套的校准品,该校准品应具有溯源性,每次样品测试前均应测试标准,保存 K 值。正确开启、复溶质控品,至少做低值、高值两个质控,检查质控液批号是否与软件中批号相同,若不同则点击"增添",根据新质控液说明书添加新批号,修改均值和标准差。

4. 样品测定 编号样品显色稳定后按顺序开始测定,每个项目检测完毕必须多次吸入蒸馏水清洗。

5. 关机 用蒸馏水冲洗比色池和管道再执行关机程序。

【质量控制】

1. 由于试剂和标本的用量很少,手工加样时要特别注意加样的准确性。

2. 如果反复出现非线性数据,应考虑试剂是否变质及所编程序是否合适。

3. 结果若超出线性范围,应稀释标本后再进行检测,检测结果乘以稀释倍数。

4. 严禁吸入强酸试剂,否则对吸管的金属部件造成损坏。

【仪器维护】

1. 仪器运行的工作环境符合要求。

2. 每次操作完毕,必须用蒸馏水冲洗比色池和管道,如果在反复多次冲洗后仍不能调零,应用仪器厂家提供的清洁液浸泡比色池,然后再用蒸馏水冲洗。每日擦拭仪器外部和触摸屏,但要防止触摸屏进水或其他液体。

3. 仪器的维护、保养遵循一定的程序,每日、每月、三个月、半年等,主要内容就是进行清洗和易损部件的更换,如比色池的清洗或更换、管道的清洗或更换、蠕动泵的更换、灯泡的光量检查或更换等,并填写定期保养记录。

4. 仪器长时间不用,每个月内应通电一次,否则仪器储存的程序会消失。

【思考题】

1. 请简述半自动生化分析仪的使用操作过程。

2. 如何对半自动生化分析仪进行维护?

二、分光光度计的使用与维护

【目的和要求】

掌握:721 分光光度计的原理,操作方法。

熟悉:721 分光光度计的结构和使用的注意事项。

了解:721 分光光度计的波长校正、比色皿配套。

【实验原理】

分光光度法测量的理论依据是 Lambert-Beer 定律:当溶液中的物质在光的照射和激发下,产生了对光有选择性地吸收。根据 Lambert-Beer 定律当一束单色光通过一定浓度范围的稀有色溶液时,溶液的吸光度 A 与溶液的浓度 C 或液层厚度 L 成正比。

$$A = KLC$$
$$A = KLC = -\lg T = -\lg I/I_0 = \lg I_0/I$$

T 为透光度,I_0 为入射光强度,I 为透射光强度。测定时,吸光系数和溶液的光径长度不变时,透射光强度是根据溶液的浓度而变化的,只要测出 A 即可算出溶液的浓度。

波长校正原理:采用谱钕滤色片 529nm 及 808nm 二个特征吸收峰,通过逐点测试法来进行波长检定与校正。当通过逐点测试法记录下的刻度波长与谱钕滤色片特征吸收,观察波长值是否超出误差允许范围($\leqslant \pm 2nm$)。

【试剂与仪器】

1. 721 分光光度计,比色皿(1cm)。

2. 谱钕滤光片。

3. 烧杯、蒸馏水。

【操作方法】

以 721 - A 型分光光度计为例:

1. 打开电源开关,通电预热仪器 20 分钟。

2. 选定所需波长,将波长旋至测定的波长。

3. 将空白液、标准液或待测液放入比色池,将空白液置于光路中。

4. 将开关置于 T 位,打开比色池盖子,用光量粗调和光量细调调节 T% 为 0.0,关上比色池盖子,调节 T% 为 100.0。

5. 将开关置于 A 位,用消光调零调节 A 为 0.0。

6. 重复步骤4和5。

7. 将校准液或待测液推入光路,测量溶液的吸光度(A)。重复测量三次,取三次吸光度值的平均值作为测定值。

8. 仪器使用完毕,取出比色皿,将液体倒入废液缸,以自来水冲洗比色皿两遍,再用蒸馏水冲洗两遍,倒置滤纸上以备再用。关闭电源开关,拔下电源插头,复原仪器,登记使用记录。

【仪器校正】

1. 粗测　调仪器波长旋钮至580nm处,T%调至最大,打开遮光板,在比色槽中光路经过处放一白纸条,观察是否有光强均匀、边缘无光晕或杂光的光斑,如不符合要求,可调节灯泡位置使其符合要求。

2. 细测　调波长至529nm处,再把灵敏度扭置于"1"(最低挡),电表机械零点为零,在光路空白时调T%为100%T,并反复查零点和100%T稳定情况。将谱铷滤光片插入光路,测出A值。再在529nm附近每隔1～2nm,各测其A值。找到透光率值最低的一点,这一点值应为529nm,如指示值为534nm,此时波长误差为5nm,超出规定(±1nm)必须进行调整。

3. 调整方法　将波长度盘对准529nm,从光路取出谱铷滤光片,光路空白时调电表指针到100%T,再将谱铷滤光片插入光路。打开仪器左侧小盖板,找到波长校正螺丝(3个中左侧柄长的一个)微微调节(负误差时顺时针方向),使电表指针指示T%为最低。反复检查波长误差情况,直到符合仪器技术指标为止。盖好左侧小盖板,校正结束。

【质量控制】

1. 每次测量前,检查波长是否为所需值。

2. 比色皿在盛装样品前,用所盛装样品冲洗两次,测量结束后比色皿应用蒸馏水清洗干净后放起。若比色皿内有颜色挂壁,可用无水乙醇浸泡清洗。

3. 每台仪器所配套的比色皿,不能与其他仪器上的比色皿单个调换。

4. 向比色皿中加样时,若样品流到比色皿外壁时,应以滤纸吸干,镜头纸擦净后测量,切忌用滤纸擦拭,以免比色皿出现划痕。

5. 每当改变波长测量时,必须重新校正透光率100%。

6. 如果大幅度改变测试波长时,在调整"0"和"100%"后稍等片刻(因光能量变化急剧,光电管受光后响应缓慢,需一段光响应平衡时间),当稳定后,重新调整"0"和100%即可工作。

7. 比色皿配套　①选取几支大小、材质、色泽相同的比色皿,洗净,装入占比色皿体积2/3的蒸馏水,擦干,放入比色槽;②在585nm处,调第1支比色皿透光度为100%T,依次测出其他几支比色皿的T%,两个吸收池透光率T相差应<0.5%;③不合格的需反复剔除极端值或重新配对,直至有2个以上的比色皿合格。

【仪器维护】

1. 每次使用完毕,及时清理分光光度计,仪器内外应保持清洁。

2. 比色皿要保持洁净。

3. 每月进行一次仪器的维护检查,并及时填写维护记录。

【思考题】

1. 请简述721型分光光度计基本使用操作过程。

2. 使用721型分光光度计有何注意事项?

三、微量加样器的使用与校准

【目的和要求】

掌握:微量加样器的使用,如前进移液法、倒退移液法、重复操作移液法、全血移取法。

熟悉:微量加样器的基本原理和使用注意事项。

了解:微量加样器的校准及维护。

【实验原理】

微量加样器的基本工作原理是依据胡克定律:在一定限度内弹簧伸展的长度与弹力成正比,也就是移液器的吸液体积与移液器内的弹簧伸展的长度成正比。

【试剂与仪器】

定量微量加样器、可调式微量加样器、吸液嘴。

【操作方法】

1. 设定移液体积　转动微量加样器顶部的旋钮进行移液量的设定。如从大体积调为小体积,则按照正常的调节方法,逆时针旋转旋钮即可;如从小体积调为大体积时,则先顺时针旋转刻度旋钮至超过量程的刻度,再回调至设定体积,以保证量取的最高精确度。切勿将按钮旋出量程,否则将卡住内部机械装置而损坏加样器。

2. 装配吸液嘴　将微量加样器垂直插入吸液嘴中,稍微用力左右微微转动即可使其紧密结合。

3. 移液方法

(1)方法一:前进移液法(适用于常规液体移取)。

1)将定量微量加样器(或将可调微量加样器调至所需液体量值位置)并装上合适的一次性吸头。

2)将按钮压至第一停点位置(有明显的阻滞感)并保持,以形成吸头内负压。

3)将吸头浸入待移取液体的液面下2~3mm深处,然后慢慢松开按钮(注意动作缓慢),待吸入要求量的液体后,停留约3秒将微量加样器撤离液面,擦去吸头外侧的液体。

4)将微量加样器移至待加入液体的容器内,让吸头位于容器液面的近上方。轻轻(注意动作缓慢)压下按钮至第一停点位置,让液体缓缓流出。待液体将流尽时,停留3秒后,继续将按钮下压到第二停点位置,停留3秒后吸头尖端轻轻接触液面上方的容器壁,以免产生气泡。

5)继续按住按钮,撤出微量加样器,并将吸头弃于特定的盛放污染吸头的器皿中(内含消毒液),松开按钮至起始位置。如需继续吸液,则更换吸头重复上述操作。

(2)方法二:倒退移液法[适用于高黏度液体和(或)容易起泡的液体的移取,以及极小量液体的移取,不适用于大量液体的移取]。

1)装上合适的一次性吸头,将按钮向下压至第二停点位置。

2)将吸头浸入待移取的液体液面下2~3mm深处,松开按钮吸入液体。吸液完成后停留3秒,将吸头撤离液面并斜靠在试剂瓶的瓶壁上,以流去多余的液体。

3)将微量加样器移至待加入液体的容器内,让吸头位于容器液面的近上方。轻轻压下按钮至第一停点位置,放出液体,停留3秒,并让吸头轻轻接触液面上方的容器壁,以免产生气泡。

4)放液完成后,移出微量加样器,在吸头内仍有少量不包括在移液量之内的残留液体,可将残留液体随吸头一起扔掉或放回原来的容器中。

(3)方法三:重复操作移液法(适用于快速简便地重复转移等量的同种液体)。

1)装上合适的一次性吸头,将按钮向下压至第二停点位置。

2)将吸头浸入待移取的液体液面下,松开按钮吸入液体。吸液完成后停留3秒,将吸头撤离液面并斜靠在试剂瓶的瓶壁上,以流去多余的液体。

3)将微量加样器移至待加入液体的容器内,让吸头位于容器液面的近上方。轻轻压下按钮至第一停点位置,放出液体,停留3秒,不包括在移液量之内的少量液体仍留在吸头内。

4)再次移液时,将按钮向下压至第二停点位置,重复步骤2)和步骤3),就可多次重复移取等体积的同种液体。

(4) 方法四:全血移取法。

1)采用前进法步骤1和步骤2使吸头内吸满血液。用一块干净的干燥薄绵纸小心地将吸

9

头外的血液擦干净。

2）将吸头浸入待加入血液的试剂液面下,然后缓慢将按钮压至第一停点位置,操作时务必确保吸头始终位于液面下。

3）慢慢松开按钮让按钮回到起点位置,此时吸头内逐渐吸入试剂,停留约 3 秒后。再按下按钮至第一停点位置,然后缓慢松开按钮。重复此项操作直至待转移的液体(如全血)全部转移至溶液中。

4）按下按钮至第二停点位置,将吸头内的液体彻底放干净即可。

【仪器校准】

一般微量加样器出厂前已经校准。但长期使用后或使用不当造成微量加样器不准确时,往往需要重新校准。可自行校准或送计量部门进行校准,有困难时也可送厂商校准。操作步骤如下:

1. 装上合适的吸头。

2. 按表 2-1 中间一栏数值移取蒸馏水,放入已称重的烧杯中,称重记录,并计算蒸馏水的重量,至少重复 5 次。

3. 如果蒸馏水称重结果超出表 2-1 允许范围,只要有一次,就需对微量加样器进行校准。如果称重结果远离允许值范围,则应报废更换新微量加样器。

表 2-1 微量加样器校准要求表

欲校准量程	移取的蒸馏水体积(μl)	蒸馏水称重允许范围(mg)
5 ~ 40μl	10	9.8 ~ 10.2
40 ~ 200μl	70	69.4 ~ 70.6
200 ~ 1000μl	300	298 ~ 302
1 ~ 5ml	2000	1990 ~ 2010

【质量控制】

1. 加样前,一定要检查吸头是否上紧,以免液体漏出或取液不准。

2. 要保证在整个吸液过程中,吸头尖端要一直处于液面之下,即防止吸空造成吸样不准确。

3. 吸取液体完成后排出液体之前,一定要擦去吸头四周的液体,特别是在取液量较少时尤其重要。但要防止接触吸头尖端。

4. 排出液体时,在液体将排尽时,要轻轻让吸头尖端接触容器壁,以免在加样的容器中形成气泡,影响后续反应。

5. 加样完成后,应先弃去使用过的吸头后,方可松开按钮至起始位置,以免吸头内的残留液体回吸到枪头,造成交叉污染。特别是在进行分子生物学的有关实验时,如进行 PCR 的操作时,由于 PCR 具有极强的放大能力,如果操作不当使含有 DNA 的液体标本产生气溶胶吸附在枪头上,则很容易造成实验的假阳性,为此最好选用可以整支高压消毒的微量加样器。

6. 注意使用一次性吸头,避免交叉污染。注意一次性吸头疏水性质量很重要。

【仪器维护】

正确地使用和合理维护可延长微量加样器的使用寿命,还可保证微量加样器的精度。日常维护主要是:①长期不用时,应让微量加样器的刻度或读数停止在移液的最大值处,以免损坏弹簧;②尽量避免让微量加样器接触有腐蚀性的物质。使用后,保持微量加样器的外部清洁;③微量加样器长期不使用时,应竖直悬挂在微量加样器架上。

【思考题】

1. 请简述微量加样器的使用方法要点及注意事项。

2. 如何进行微量加样器的校准及维护?

四、离心机的使用与维护

【目的和要求】

掌握:离心机的工作原理和常用的离心操作方法。

熟悉:离心机的使用注意事项。

了解:离心机日常维护。

【实验原理】

离心是利用旋转运动的离心力以及物质的沉降系数或悬浮密度的差异进行分离、浓缩和提纯生物样品的一种方法。悬浮液在高速旋转下,由于巨大的离心作用,使悬浮的微小颗粒以一定的速度沉降,从而使溶液得以分离,颗粒的沉降速度取决于离心机的转速、颗粒的质量、大小和密度。

【试剂与仪器】

1. 离心机、离心套管。

2. 待分离标本。

3. 软布、2%戊二醛消毒液、吸潮剂(硅胶袋)。

【操作方法】

1. 把离心机安放于坚固的台面,放置平稳。

2. 插上电源插座,按下电源开关。

3. 打开门盖,将装载等重样品的离心管对称放置于转子内。完毕用手轻轻旋转一下转子体,使离心架运转灵活。

4. 关上门盖,注意一定要使门盖锁紧。

5. 设置转速、时间。

6. 按下启动键即开始离心。

7. 离心完毕,离心机时间倒计时为"0",转速为"0r/min"时,即可打开门盖取出离心管。

8. 关闭电源开关,填写仪器使用记录。

【质量控制】

1. 引起机体震动剧烈、响声异常的原因

(1)离心管重量不平衡、放置不对称。

(2)转头孔内有异物,负荷不平衡或使用了不合格的试管套。

(3)转轴上端固定螺帽松动,转轴摩擦或弯曲。

(4)电机转子不在磁场中心会产生噪声。

(5)机座上减震弹簧的固定螺丝松动或其中一根弹簧断裂。

(6)转子本身损伤。

2. 使用注意事项

(1)平衡好的样品对称放置于转头的样品架上。

(2)装载溶液时,使用开口离心机时不能装得过多。

(3)发现离心机震动,且有杂音,则显示内部重量不平衡,若发现有金属音,则往往表示内部试管破裂,均应立即停止使用,进行检查排除故障(参照引起机体震动剧烈、响声异常的原因)后再工作。

(4)关闭离心机要逐渐减速,直至自动停止,不要用强制方法使其停止。

(5)等移动盘自动停止转动后,方可将离心机盖揭开取出离心管,取出离心管时应小心,勿使已经沉降的物质因震动而上升,发生混浊。

【仪器维护】

1. 离心机的安放必须选择坚固的台面,放置平稳,底座橡皮四脚要紧贴台面,防止工作时发生震动。

2. 每次使用完毕,立即清洁并悬挂标识,填写仪器使用记录。

3. 对离心机管套要定期检查,管套内是否有异物和污垢,橡胶垫脱落,随时发现立即处理,以保持平衡。

4. 离心机转子、套管要保持清洁,每周要用2%戊二醛消毒一次,最后用蒸馏水冲洗,软布擦干装好备用。

5. 离心机较长时间不用时将转子取出,用干净的纱布擦干,在离心室内放入吸潮剂(硅胶袋)吸收潮气,防止驱动轴生锈。

6. 离心机每天使用后,要打开离心机盖,使潮气去掉,避免长期使用造成部件腐蚀。对于大容量冷冻离心机的转子座不能磕碰,不能损伤锥面,要定期用软布将转子座及转子锥孔擦干净,并涂少许凡士林润滑脂,避免摩擦造成损坏。

7. 离心机台面禁止放其他物品,以防板面造成划伤,离心机部件(转子、离心套管、杯等)定期消毒时禁止使用腐蚀性强的84消毒液,最好使用2%的戊二醛消毒液。

【思考题】

1. 请简述离心机的工作原理和常用的离心操作方法。

2. 使用离心机有哪些注意事项?

3. 怎样对离心机进行保养维护?

五、恒温水浴箱的使用与维护

【目的和要求】

掌握:恒温水浴箱的使用方法及用途。

熟悉:恒温水浴箱的使用注意事项。

了解:恒温水浴箱的日常维护。

【实验原理】

恒温水浴箱用于间接恒温加热,其恒温调节范围:自高于室温起至100℃。最常用于生化反应中控制反应的温度。

【试剂与仪器】

恒温水浴箱、蒸馏水。

【操作方法】

1. 电热恒温水浴箱应置于坚固的水平台上,电源电压必须匹配。

2. 在电热恒温水浴箱内注入蒸馏水将电热管浸没。

3. 打开电源开关。

4. 设置参数　参照水浴箱说明书进行温度设定,测量箱内温度应与设定温度相符。

5. 温度监测　无间断放置标准温度计与水浴箱中监测水温,每天记录并及时校正温度。电热恒温水浴箱温度波动范围控制在设定温度±1℃。

【质量控制】

1. 恒温水浴箱在使用时,必须可靠接地,水不可溢入控制箱内。

2. 恒温水浴箱内切勿无水或水位低于电热管,以防电热管爆损。

【仪器维护】

1. 每次使用完毕,及时清理水浴箱,水浴箱内外应保持清洁。

2. 水量应不定时补充及更换,如需加水,则在未通电前加水至淹没电热管。

3. 每月进行一次仪器的维护检查,并及时填写维护记录。

【思考题】

1. 请简述恒温水浴箱的使用方法。

2. 如何进行恒温水浴箱的维护?

（欧陵斌）

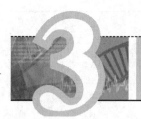

项目三

生物化学检验常用标本的采集与处理

标本的正确采集与处理是影响生物化学检验质量最重要的分析前因素之一,也是同学们要重点掌握的内容。本部分内容主要介绍临床生化分析中常用标本的采集与处理方法。

实训五 血液标本的采集

【目的和要求】

掌握:真空采血法的原理和操作步骤,真空采血针的使用、真空采血管的类型和选择。

熟悉:静脉采血法的原理和操作步骤。

了解:毛细血管采血法的原理和操作步骤。

一、毛细血管采血法

【实验原理】

用一次性采血针刺破毛细血管,待血液自然流出后,用微量吸管吸取所需量的血液。毛细血管采血法获得的血液标本是微动脉血、微静脉血和毛细血管血混合的末梢全血,主要用于需要微量血液的检验项目。

【试剂与仪器】

75%酒精棉球、无菌干棉球、一次性消毒采血针、20μl 微量吸管(校正后使用)。

【操作方法】

1. 准备 对接微量吸管和乳胶吸头,并检查连接处是否漏气。

2. 按摩 轻轻按摩受检者采血部位(通常采用左手无名指指腹内侧或耳垂,婴幼儿可选择踇趾或足跟),使局部组织自然充血。

3. 消毒 用75%酒精棉球消毒采血部位皮肤,待干。

4. 穿刺 用左手拇指和食指捏紧采血部位使采血部位的皮肤和皮下组织绷紧,右手持一次性消毒采血针,自指尖腹内侧迅速刺入(深度以 2~3cm 为宜),立即出针(图3-1)。

5. 拭血 第一滴血液因混入组织液,一般弃之不用,所以待血液自然流出或稍加挤压流出后,用消毒干棉球擦去第一滴血。

6. 采血 待血液自然流出后,用微量吸管采集所需血液标本至刻度。

7. 止血 采血结束后,用无菌干棉球压住采血部位以止血。

【质量控制】

1. 所选择的采血部位皮肤应完整,避开烧伤、冻疮、发绀、水肿或炎症等部位。除特殊情况外,不要在耳垂采血。半岁以下婴幼儿

图3-1 手指毛细血管采血

由于手指小,可自拇指、脚趾或足跟内、外侧缘采血。严重烧伤者可选皮肤完整处采血。

2. 本试验是有创性检查,故要严格按无菌技术操作。防止采血部位感染;做到一人一针一

管,避免交叉感染。采血时必须注意严格消毒和生物安全防范,采血针为一次性使用。

3. 消毒皮肤后,应待酒精挥发后采血,否则流出的血液会四处扩散而不成滴。

4. 进出针速度要迅速,且有足够深度(2~3mm),稍加挤压以血液能流出为宜。

5. 如血流不畅,可以用左手自采血部位远端向指尖稍施压使血液流出,但切忌用力过大,以免使过多组织液混入血液中,影响结果准确性。

6. 应使用经过校正或由临床检验中心核准的一次性血红蛋白吸管(误差≤1%)吸取血液。

7. 采血要迅速,防止流出的血液发生凝固。

【临床意义】

毛细血管采血法操作方便,用血量少,适用于各种微量检查法或进行大规模普查。

二、静脉采血法

【实验原理】

注射器针头刺入浅静脉后,利用往后拉动针栓时形成的负压,采集静脉血液。

【试剂与仪器】

30g/L 碘酊、75%酒精、棉签、一次性消毒注射器、压脉带、垫枕、消毒棉签、试管。

【操作方法】

1. 准备　取试管 1 支(根据需要加相应抗凝剂)。

2. 检查注射器　打开一次性注射器包装,将针头和针筒紧密连接,并使针头斜面对准针筒刻度,抽拉针栓检查有无阻塞和漏气。最后排尽注射器中的空气,备用。

3. 选择静脉　受检者取坐位,前臂水平伸直置于桌面垫枕上。暴露穿刺部位,选择容易固定、明显可见的肘正中静脉(图3-2)。

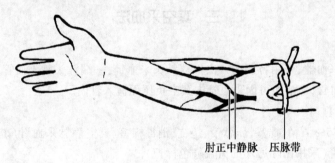

肘正中静脉　压脉带

图 3-2　静脉采血

4. 消毒　先用 30g/L 碘酊棉签自所选静脉穿刺处从内向外,顺时针方向消毒皮肤,待碘酊挥发后,再用 75%酒精棉球以同样方式拭去碘迹,待干。

5. 扎压脉带　在采血部位上端约 6cm 处扎紧压脉带(松紧适度),并嘱病人反复握拳几次后紧握拳头,使静脉充盈显露。

6. 穿刺　取下针头无菌帽,以左手拇指绷紧皮肤并固定静脉穿刺部位下端,右手拇指和中指持注射器针筒,食指固定针头下座,使针头斜面和针筒刻度向上,沿静脉走向使针头与皮肤成30°斜行快速刺入皮肤,然后成 5°向前穿破静脉进入静脉腔。见回血后,再将针头顺势沿血管方向前进少许,以免采血针头滑出,但不可用力深刺,防止穿透血管壁而造成血肿。

7. 抽血　穿刺成功后右手固定注射器,左手松压脉带后,再缓缓抽动注射器针栓至所需血量。嘱受检者放松拳头,用消毒干棉签压住穿刺点,迅速拔出针头。嘱受检者继续按压穿刺点数分钟。

8. 加样　取下注射器针头,将所采血液沿管壁准确而缓缓注入事先准备好的容器中,如有抗凝剂,则需要立即充分颠倒混匀,盖紧试管塞备用。

【质量控制】

1. 在采集血液标本前,受检者应尽量保持平静,减少运动,应向受检者耐心解释,以消除不必要的疑虑和恐惧心理。如遇个别受检者进针或采血后发生眩晕,应立即拔出针头让其平卧休息片刻,即可恢复。必要时可嗅吸芳香酊、针刺(或拇指压掐)人中和合谷等穴位。若因低血糖诱发眩晕,可立即静脉注射葡萄糖或口服糖水。如有其他情况,应立即找医生共同处理。

2. 采血一般选择肘前静脉,如此处静脉不明显,可采用手背、手腕、腘窝和外踝部静脉。幼儿可采用颈外静脉。

3. 根据检验项目、所需采血量可选用 2ml、5ml、10ml 等不同刻度的一次性注射器,严格执行无菌操作。

4. 静脉采血前要仔细检查针头是否安装牢固,针筒内是否有空气和水分。所用针头应锐利、光滑、通气,针筒不漏气。

5. 抽血时切记针栓只能向外抽,不能向静脉内推,以免空气注入静脉形成气栓,造成严重后果。

6. 止血带压迫静脉时间不能超过 1 分钟,绑扎不能过紧以避免淤血和血液浓缩,否则会使血液成分浓度发生改变。

7. 血液注入试管前应先取下注射器针头,然后将血液沿试管壁缓缓注入试管中,防止溶血和泡沫产生。需要抗凝时应与抗凝剂轻轻充分混匀,切忌用力振荡试管。

【临床应用】

静脉采血法适用于用血量较多(>2ml)的检验项目。由于静脉血标本代表性大,且各项成分相对恒定,可反映病人整体状态,是临床最常用的检验标本,广泛用于各项生化、血液、免疫、微生物学检查。

三、真空采血法

【实验原理】

一次性真空采血器,采用特制的一次性双针头采血针,一端针头刺入血管,另一端针头刺透管盖进入真空采血管,血液即可因采血管内真空负压而流入管内。

【试剂与器材】

30g/L 碘酊、75% 酒精、棉签、压脉带、垫枕、消毒棉签、真空静脉采血针(软接式双向采血针系统)、真空负压管(采用国际通用的头盖颜色标记)。

采血管标记鲜明,极易分辨,避免采血时用错添加剂及送检标本与检测项目不符。见表3-1。

表 3-1 真空负压管头盖的颜色、添加成分及用途

颜色	添加成分	用途
蓝	3.2% 柠檬酸钠	用于凝血四项检验
黑	3.8% 柠檬酸钠	用于血沉检验
绿	肝素锂	用于快速血浆生化、血流变检验
红	无添加剂	用于血清生化、免疫、血库检验
紫	乙二胺四乙酸(EDTA-K_2)	用于血细胞分析
黄	促凝剂/惰性分离胶	用于快速血清生化、药物动力学实验
灰	氟化钠、草酸钾	用于血糖测定

【操作步骤】

1. 选择静脉、消毒、扎压脉带、穿刺方法同静脉采血。

2. 拔除采血穿刺针的护套,手持采血针沿静脉方向呈30°刺入皮肤,然后成5°向前刺破静脉壁进入静脉腔。

3. 采血　见回血后,用输液贴固定针头,左手持真空采血管,右手将胶塞穿刺针(双向针的另一端用软橡皮乳胶套着)采血器末端垂直刺入负压采血管的胶塞头盖中央的胶塞,在负压的作用下,血液被自动吸入采血管内,同时松解压脉带。如需多管血样,将刺塞针拔出后再刺入另一采血管。

4. 拔针　在采血量还差0.3~0.5ml时松止血带、拔穿刺针,用消毒干棉签压迫穿刺点数分钟,待软管内的血液全部流入试管后拔除管塞穿刺针。

5. 止血　采血完毕,嘱咐受检者松开握紧的拳头,并用消毒干棉签按压穿刺点止血,拔出穿刺针,继续按压穿刺点数分钟。

6. 混匀标本　加有抗凝剂的采血管需要立即颠倒混匀8次,含有分离胶或促凝剂的采血管需要颠倒混匀至少5~8次。

7. 采血后处理　根据生物安全原则及负压采血系统的特点,处理废弃的采血针,以避免误伤或污染环境。

【质量控制】

1. 使用真空采血器前应仔细检查胶塞头盖,切勿松动采血管的胶塞头盖,以免改变采血管的负压,防止采血量不准确。

2. 该方法针头较普通注射器针头略粗,穿刺口锋利,尽量选择粗大的静脉穿刺。

3. 胶塞穿刺针上的乳胶套的作用是包裹、封闭刺塞针头,能防止滴血,采血时不能取下,当针头刺入采血管后,乳胶套卷起,采血完毕,去除采血管,乳胶套弹性恢复,封闭刺塞针头,防止导管内血液继续流出而污染环境。整个过程持针器应把稳,防止针刺损伤。

4. 应按以下顺序采血　血培养管、无抗凝剂管、凝血检查管、其他有抗凝剂管。

【临床应用】

真空采血法和以往开放式采血法相比有以下优点:①简便快捷安全:预先添加各种添加剂,无需临时配制,满足临床多种试验所需。一针多管,减少重复操作,减轻患者痛苦。实现采血与检验一管操作,直接上机,节省检验操作时间,同时避免了对医护人员的感染和患者血标本间的交叉污染。②无菌程度高,血液污染概率小,对检验结果的干扰小。③对于需用血清检验的项目,可采用带有分离胶的真空采血管,能快速分离血清,缩短检验周期。④直接将血液注入采血管,避免了传统方法中注射器将血液打入采血管所引起的血液有形成分的改变。标本留取快,减少了由于血液的反复挤压,血细胞破坏所致的溶血,检验结果更为真实可靠。其真空度的准确设定使实际采血量误差值为±5%,主要误差来源于血液黏度变化及试管内径的微细差别。

【思考题】

1. 简述毛细血管采血法和静脉采血法的采血部位。

2. 简述静脉采血的操作步骤,谈谈实验后的体会。

3. 试述真空采血法的原理及操作步骤,主要器材有哪些?

4. 真空采血法有哪些优点?

实训六　尿液标本的采集

【目的和要求】

掌握:尿液标本采集的一般要求;尿液标本的采集步骤。

熟悉:尿液标本检验后的处理。

了解:尿液标本类型。

【实验原理】

尿液标本采集前必须先准备一个清洁的容器,收集并留取检测所需的尿液,化学物质的定量检查时留取 24 小时尿液。

【器材与试剂】

尿液采集容器(例如一次性尿杯)、记号笔、标签纸。

收集尿液的容器应为清洁干燥无渗漏容量在 10ml 以上的大口容器,最好为一次性有盖容器。尿液标本采集容器的指标与要求见表 3-2。

表 3-2 尿液标本采集容器的指标与要求

指标	要求
材料	透明、不渗漏、不与尿液发生反应的环保材料;儿科患者可使用专用的洁净柔软的聚乙烯塑料袋
规格	容积 50~100ml,圆形开口且直径至少 4~5cm;底座宽而能直立、安全且易于启闭的密闭装置;采集计时尿(如 24 小时尿)容器的容积应至少达 2~3L,而且能避光
清洁度	容器洁净、干燥、无污染(菌落计数 $<10^4$CFU/L)
标识	容器标示要有患者姓名、病历号或门诊号、检验联号或条形码,并留有空间以填写标本留取时间
其他	用于细菌培养的尿液标本容器采用特制的无菌容器;对于必须保存 2 小时以上的尿液标本,建议使用无菌容器

【操作步骤】

1. **患者告知** 尿液标本大多由患者自行采集,在标本采集之前,实验室工作人员、医生、护士等应提供患者尿液采集容器,告知患者关于尿液标本采集的目的,需要对病人留尿进行指导,或者以口头和书面的形式具体指导尿液标本留取的方法。

2. **明确标记** 在尿液采集容器和检验申请单上,应准确标记患者姓名、性别、年龄、留尿日期和时间、尿量、标本种类等信息,或以条形码做唯一标识。

3. **尿液的收集方法** 尿液标本采集的一般要求见表 3-3。

表 3-3 尿液标本采集的一般要求

项目	一般要求
患者要求	患者应处于安静状态,按平常生活饮食
生理状态	运动、性生活、月经、过度空腹或饮食、饮酒、吸烟及姿势和体位等均可影响某些检查结果
避免污染	患者先洗手并清洁外生殖器、尿道口及周围皮肤;女性患者特别要避免阴道分泌物或经血污染尿液,男性患者要避免精液混入尿液;要避免化学物质(如表面活性剂、消毒剂)、粪便等其他污染物混入
采集时间	用于细菌培养的尿液标本,必须在使用抗生素治疗前使用无菌容器采集,以便有利于细菌生长
特殊要求	如采用导尿标本或耻骨上穿刺尿标本时,医护人员应先告知患者及家属有关注意事项,然后由医护人员进行采集;采集婴幼儿尿标本时,应由儿科医护人员指导,并使用小儿专用尿袋收集

尿液标本类型的选择和收集方式取决于尿液检查目的、患者状况和检验要求。临床常用的

尿液标本的种类及采集方法,依据时间或检测项目的分类如下:

(1)晨尿:收集并留取清晨起床、未进早餐和做运动之前排出的第一次尿液。住院患者最适宜收集晨尿标本,晨尿采集后在 2 小时内送检。

(2)随机尿:收集任意一次尿,患者无需任何准备、不受时间限制、随时排出的尿液标本,适用于门诊、急诊患者的尿液筛检试验。如患者摄入大量液体或剧烈运动后可影响尿液成分,因而随机尿不能准确反映患者状况。

(3)餐后尿:收集午餐后 2 小时患者尿液,此标本对病理性糖尿和蛋白尿的检查更为敏感,适用于尿糖、尿蛋白、尿胆原等检查。

(4)24 小时尿:在开始采集标本的当天(如早晨 8 点),患者排尿并弃去,从此时间开始计时并留取尿液,至次日(如早晨 8 点),患者排尿且留尿于同一容器内;即为 24 小时的尿液,可根据检查项目加入合适的防腐剂。准确测量并记录尿液总量;全部尿液送检后,必须充分混匀,再从中取出适量(一般约 40ml)用于检验,余尿则弃去。

4. 尿液标本检验后处理　检验后尿液标本一律视为有传染性的生物污染源,必须经过 10g/L 过氧乙酸或漂白粉消毒处理后才能排放入下水道内。使用后的一次性尿杯,应先消毒,再焚烧;或作为污染性医疗垃圾送专业医疗垃圾回收处理机构作无害化处理,并做好记录。

【质量控制】

按照实验室工作人员、医生或护士的指导,根据检测项目要求按时收集并留取新鲜尿液标本。妇女月经期不宜做尿液检查。非急诊患者以清晨第一次尿标本为最适宜的检测标本。急诊患者可留取随机尿液,尿液量最少 10ml,最好超过 50ml。如收集定时尿必须准确计时、规范操作(包括防腐方法、食物或药物禁忌等)以确保计时尿检验结果的可靠性,如收集 24 小时定时尿,容器应足够大,并加盖,必要时(例如天气炎热时)加防腐剂,以免尿液变质影响化验检查结果,留取标本后应及时送检,不能立即送检的标本应妥善保存,以免细菌繁殖、细胞裂解等干扰检测结果。

【临床应用】

尿液成分的变化可以反映泌尿系统及其他组织器官的病变,其检验结果的准确性可直接关系到疾病的诊断与治疗,正确合理和规范化的采集和处理尿液标本,是尿液检测前质量保证的重要内容。计时尿常用于物质的定量测定、肌酐清除率试验等;餐后尿有利于检出病理性尿胆原(为最大分泌时间)、糖尿、蛋白尿。12 小时尿可用于微量清蛋白、球蛋白排泄率测定。24 小时尿主要用于肌酐清除率试验、儿茶酚胺、17-羟皮质类固醇(17-羟)、17-酮类固醇(17-酮)、总蛋白质(total protein,TP)、尿糖、电解质等化学物质定量检查等。

【思考题】

1. 临床常见尿液标本有哪几种?

2. 简述尿液标本采集的一般要求。

3. 简要叙述 24 小时尿液采集步骤。

(孔晓朵)

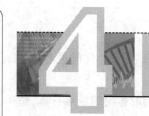

项目四

实验方法性能评价与验证

临床实验室应对使用的检验方法的基本性能进行评价,明确该方法是否具有足够的性能来说明检测系统的可靠性及满足临床使用的要求,性能评价是保证检测系统完整性、有效性的重要手段。当实验室建立新的检测系统或完整检测系统中任一组合发生改变或运行中的检测系统在新项目应用之前、仪器重要参数发生变化、更换新的试剂盒等时,都应对系统性能进行评价。

方法学评价的基本步骤:

1. 确定质量目标,质量目标应采用国家卫生行业标准(WS/T403-2012 临床生物化学检验常规项目分析质量指标)的要求。

2. 选定和进行适当的实验,如精密度评价的批内重复性试验、正确度评价的回收试验、干扰试验和可报告范围的线性试验等。

3. 收集实验数据,进行统计学分析,评估分析误差的大小。

4. 候选方法的分析性能通过与质量目标进行比较以决定其可接受性。

实训七　精密度评价(批内重复性试验)

设计不同的重复性实验可以评估批内、批间、日间及总不精密度。本实验以葡萄糖氧化酶法(GOD-POD 法)测定血糖为例评价批内精密度。

【目的和要求】

掌握:批内精密度评价的基本原理、实验步骤及统计方法。

熟悉:重复性实验的注意事项和评价标准。

了解:批间、日间及总不精密度的含义及评价方法。

【实验原理】

在相同条件下,用同一方法、同一试剂和校准品、同一台仪器、在同一实验室由同一人操作对同一标本在尽可能短的时间内进行多次的重复测定(一般为 20 次),以获得批内精密度实验数据。其结果反映各次测定结果间相互接近的程度。

【试剂与仪器】

1. 样本　收集无溶血、无脂浊、无传染性疾病、血糖浓度为 6.7mmol/L 左右的人混合血清。

2. 其他　试剂、材料及仪器同 GOD-POD 法。

【操作方法】

1. 将以上收集的样本分为 20 份并进行编号。

2. 用 GOD-POD 法对其进行血糖浓度检测。

3. 参照 GOD-POD 法计算各样本的血糖浓度值。

【计算】

1. 根据以下公式求出均值 $\bar{X}$ 和标准差 S 和变异系数 CV:

$$\overline{X} = \frac{\sum\limits_{i=1}^{n} X_i}{n}$$

$$S = \sqrt{\frac{\sum\limits_{i=1}^{n}\left(X_i - \overline{X}\right)^2}{n-1}}$$

$$CV = \frac{S}{\overline{X}} \times 100\%$$

$\sum\limits_{i=1}^{n}$ 表示各测定值总和；$i=1$ 表示从第 1 个样本值开始加，加到第 n 个 X 值，本实验共 20 个测定值。

2. 离群值检验　用求得的均值 $\overline{X}$ 和标准差 S 对 20 个测定值进行检验，如果其中有一个数据超过 $\overline{X} \pm 3S$ 时，该数据为离群值。剔除该数据后补做一个实验数据后重新计算 $\overline{X}$ 和 S。有两个以上离群值时，重新进行实验，本次实验作废。

【结果判断】

批内不精密度的判断限可以根据国家卫生行业标准（WS/T 403-2012 临床生物化学检验常规项目分析质量指标）确定或验证厂商声明的批内精密度。

【质量控制】

1. 重复性试验宜选择医学决定水平附近的标本进行测试。

2. 用于评价方法精密度的变异系数应该是剔除离群值之后计算得到的。

【思考题】

1. 批内精密度与批间精密度评价有何不同？

2. 精密度实验的结果能反映什么问题？在临床检验中有何作用？

实训八　正确度评价

一、回　收　实　验

正确度是指大批检测结果的均值与真值的一致程度，用偏倚来表示。偏倚又可用系统误差的大小来表示，已经消除了不精密度的影响。在临床实验室工作中，由于检测的样品是源自人体的标本，成分和结构复杂，对正确度的评价，可以采用多种方法，从不同角度进行评价。常用的方法有回收试验、十扰试验和方法比对试验。回收实验是评价其比例系统误差；十扰实验是评价恒定系统误差；方法比对实验是评价系统误差的性质［恒定和（或）比例误差］。

该回收实验以钙测定为例。

【目的和要求】

掌握：回收实验的原理。

熟悉：回收实验的基本方法。

了解：统计方法和评价标准。

【实验原理】

选择无溶血、无脂血、无黄疸的正常人混合血清样本一份，将其一分为三，在其中的两份中分别加入不同浓度的被分析的纯品标准液作为分析样本，在另一份样本中加入相同体积的无分析物的溶液作基础样本，使三份样本的总体积相同。然后用被评价的方法或被评价的检测系统对样本进行四次重复检测，最后计算回收率。以回收率评价检验方法或检测系统的比例系统误差，从而评价方法的正确度。

【试剂与仪器】

1. 仪器、试剂及消耗材料完全用自建检测系统。

2. 标准品

（1）低浓度标准液：4mmol/L 钙标准液。

（2）高浓度标准液：25mmol/L 钙标准液。

【操作方法】

1. 收集无溶血、无脂血、无黄疸的正常人混合血清 6ml。

2. 将以上样本分为同等量三份，每份 2ml。按基础标本、分析标本 1 和分析标本 2 编号。

3. 按下列要求加入蒸馏水和标准液：

（1）基础样本：加蒸馏水 0.1ml。

（2）分析标本 1：加 4mmol/L 钙标准液 0.1ml。

（3）分析标本 2：加 25mmol/L 钙标准液 0.1ml。

4. 根据下列公式求出加入浓度：

$$加入浓度 = \frac{加入的标准液量（ml）}{病人样本量（ml）+ 标准液量（ml）} \times 标准液浓度$$

5. 样本检测　用被评价的检测系统对上面三个样本分别进行四次重复检测，计算平均值并记录。

6. 根据下列公式计算回收率：

$$回收浓度 = 分析样本浓度 - 基础样本浓度$$

$$回收率（\%） = \frac{回收浓度}{加入浓度} \times 100$$

7. 结果　将以上全部结果填入表 4-1。

表 4-1　回收实验结果

	测得平均浓度（mmol/L）	加入浓度（mmol/L）	回收浓度（mmol/L）	回收率（%）
基础样本				
分析样本 1				
分析样本 2				

【结果分析】

根据两个样本回收率，分别求出自建检测系统的比例系统误差。

$$比例系统误差 = 100\% - 平均回收率$$

【结果判断】

若比例系统误差小于国家卫生行业标准（WS/T403-2012），评价自建检测系统的正确度性能可以接受，否则为不可接受。

【质量控制】

1. 样本最好选用新鲜正常人混合血清。

2. 不能将被测物直接加入实验样本中，必须先配制适当浓度的溶液后才能加入，而且加入的量越少越好，一般不超过总体积的 10%。

3. 样本浓度应有高、中、低几个不同的浓度水平，而且加入量必须一致。

4. 加入标准液后的样本浓度中应包括医学决定水平，但是不能超出本方法的线性范围。

5. 试剂的配制和加入量必须准确，考虑到多方面因素的影响，一般应多做几次实验后作出结论。

【思考题】

1. 正确度评价的方法有哪些？各个评价方法的目的是什么？

2. 回收实验应该注意哪些事项？

二、干扰实验

干扰实验是通过检测样本中的物质，分析该物质引起实验方法的系统误差，以评价方法的正确度。临床实验室在对一个标本进行检测时，除参与反应的物质外，还有许多复杂成分通过直接参与反应、抑制反应或激动反应等方式对反应过程进行干扰，从而使检测结果出现偏差。因此，实验室应对影响实验的干扰物质进行评价，了解干扰物质的种类及干扰特性，对检测结果作出客观评价。可根据方法的反应原理、厂家建议或文献资料选择可能的干扰物。一般常见的干扰物包括黄疸、脂血、溶血、防腐剂、抗凝剂、稳定剂和某些药物等。可在样本中加入胆红素标准品制备黄疸标本，用机械溶血可制备溶血标本等。

本实验以尿酸对 GOD-POD 法测定血糖的干扰为例。

【目的和要求】

掌握：干扰实验的设计原理和用途。

熟悉：干扰实验的分析过程。

了解：干扰实验的注意事项和评价标准。

【实验原理】

尿酸作为一种还原性物质可与色原性底物（如 4-氨基安替比林偶氮酚）竞争 GOD 反应生成 H_2O_2，从而消耗部分 H_2O_2，产生竞争性抑制，降低显色强度，使葡萄糖产生测定负误差。

【试剂与仪器】

1. 样本　常收集正常人混合血清或标准品一份，由于患者标本来源方便、基质成分相同于实际标本，常选择患者标本作为实验标本。将其一分为二，在其中一份中加入一定量的可疑干扰物质作为干扰样本，另一份加入同等量的不含任何干扰物的溶剂作为基础样本。本实验收集无溶血、无脂血、无黄疸、无感染性疾病、血糖浓度约 6.7mmol/L 的混合血清。

2. 尿酸标准液（9.0mmol/L）　称取碳酸锂（AR）90mg，溶解于 40ml 蒸馏水中，加热至 60℃ 使其完全溶解。精确称取尿酸（MW168.11）1513.0mg 溶解于热的碳酸锂溶液中，冷却至室温，移入 100ml 容量瓶，然后用蒸馏水准确加至刻度，最后贮存在棕色瓶中。

3. 蒸馏水。

4. 其他试剂　同 GOD-POD 法。

【操作方法】

1. 样本编号　将以上收集的样本分为三份，每份 0.9ml 并编号。

2. 样本制备　按以下要求加入蒸馏水和尿酸标准液。

基础样本：加蒸馏水 0.1ml。

干扰样本 1：加 9.0mmol/L 尿酸标准液和蒸馏水各 0.05ml。

干扰样本 2：加 9.0mmol/L 尿酸标准液 0.1ml。

3. 检测　用被评价方法或被评价的检测系统对每份样本重复测定 2~3 次，本实验各样本按 GOD-POD 法操作。

【结果计算】

1. 干扰物加入浓度按下列公式计算：

$$加入浓度 = \frac{干扰物加入量}{血清量 + 干扰物加入量 + 蒸馏水量} \times 干扰物溶液浓度$$

2. 干扰值计算:

$$干扰值(mmol/L) = 干扰样本测定值 - 基础标本测定值$$

3. 干扰率计算:

$$干扰率 = \frac{干扰值}{基础值} \times 100\%$$

计算结果填入表4-2。

表 4-2 干扰实验的数据处理

样本	葡萄糖测定值 (mmol/L)	尿酸加入值 (mmol/L)	干扰值 (mmol/L)	干扰率(%)
基础样本				
干扰样本 1				
干扰样本 2				

【结果评价】

将干扰引起系统误差的大小与国家卫生行业标准(WS/T403-2012)进行比较,若小于该标准即可接受。

【质量控制】

1. 可疑干扰物浓度 疑似干扰物的筛选应该在实验室期望观察到最高浓度水平的患者标本中进行。干扰物为药物或代谢物时,对于血清、血浆和全血标本,其浓度应达到报道的最高治疗剂量或最高期望浓度的3倍以上。尿酸升高的变动范围在0.42~0.9mmol/L。

2. 纯标准品溶液的加入体积不得超过血清样品的10%,避免将血清样品过度稀释,产生基质效应。

【思考题】

1. 如何采用病人标本制备干扰样本?

2. 造成干扰实验误差的是何种误差?如何理解?

实训九 可报告范围验证

可报告范围(线性范围)评价是观察一种检测方法或一个检测系统的检测范围。通过该实验可以了解其最高的检测值(上限)和最低检测值(下限),是对病人检测结果可报告范围的一种评价。一个比较好的实验方法或检测系统应该有一个较宽的线性范围,起码应该覆盖本项目的医学决定水平和常见疾病的检测值。

【目的和要求】

掌握:线性范围的原理和用途。

熟悉:线性实验的具体操作。

了解:可报告范围和分析测量范围的概念。

【实验原理】

线性范围是指系统最终测定值(浓度或活性)与被分析物浓度或活性成比例的范围。本实验用高浓度葡萄糖贮存液与低浓度混合血清配成不同浓度的样本,用 GOD-POD 法试剂进行检测,观察被评价方法的葡萄糖检测范围。

【试剂与仪器】

1. 混合血清(浆)样本　葡萄糖浓度小于 3.0mmol/L 。

2. 高浓度葡萄糖贮存液　369.4mmol/L。

3. 蒸馏水。

4. GOD-POD 试剂盒。

5. 生化分析仪或 721 分光光度计。

【操作方法】

1. 样本制备

(1)收集血清:收集无溶血、无脂血、无黄疸、无感染性疾病、血糖浓度低于 3.0mmol/L 混合血清若干。

(2)制备高值和低值样本:①将以上混合血清一分为二,分别置于两个试管中并编号;②取高浓度葡萄糖标准液 1 份与低浓度混合血清 9 份混合制备高值(H)样本,加入体积不超过混合样本体积的 1/10,但又可使样本中分析物浓度达到高限;③取低浓度混合血清 9 份加蒸馏水 1 份混合制备低值(L)样本。

(3)确定高值和低值样本浓度:在相同条件下对高、低两个浓度的样本进行多次反复检测,最后计算出均值分别作为高浓度和低浓度样本的确定值。

(4)制备一系列不同浓度样本:取试管 8 支,编号后按下列要求配制不同浓度样本。

1 号样本:为低值(L)样本。

2 号样本:按 0.95L + 0.05H 混匀。

3 号样本:按 0.90L + 0.10H 混匀。

4 号样本:按 0.80L + 0.20H 混匀。

5 号样本:按 0.60L + 0.40H 混匀。

6 号样本:按 0.40L + 0.60H 混匀。

7 号样本:按 0.20L + 0.80H 混匀。

8 号样本:为高值(H)样本。

(5)样本浓度预测值:根据以下公式计算出每个样本浓度

$$某样本中分析物浓度(C_x) = \frac{C_L V_L + C_H V_H}{V_L + V_H}$$

式中,C_L 为原低值样本浓度;V_L 为原低值样本体积;C_H 为高值样本浓度;V_H 为高值样本体积;

2. 检测　用 GOD-POD 法测定每个样本的血糖浓度,在生化分析仪上重复测定 4 次,在一天内完成,将实验结果记录于表 4-3。

表 4-3　Glu 测量值与预期值结果(举例)

标本号	1	2	3	4	5	6	7	8
加入葡萄糖相对量	0	1	2	4	8	12	16	20
实测值 1	0.22	1.83	3.48	6.77	13.37	20.26	26.68	32.73
实测值 2	0.21	1.84	3.47	6.71	13.31	19.99	26.58	32.88
实测值 3	0.21	1.84	3.46	6.67	13.36	19.97	26.3	32.82
实测值 4	0.21	1.83	3.46	6.64	13.13	19.85	26.17	32.7
均值	0.213	1.835	3.468	6.698	13.293	20.018	26.433	32.783

续表

标本号	1	2	3	4	5	6	7	8
减"0"后浓度		1.622	3.255	6.485	13.08	19.805	26.22	32.57
斜率		1.622	1.628	1.621	1.635	1.65	1.639	1.629
平均斜率				1.632				
预期值		1.632	3.264	6.528	13.055	19.583	26.111	32.638

由于各种样本制备时是在低值病人样本血清的基础上加入不同量的高值葡萄糖贮存液,因而在计算斜率时,要将未加高值葡萄糖贮存液的"空白"减去,即为减"0"后的浓度。在计算各样本管的预期值时,将平均斜率乘以 GLU 加入的相对量即可。

【结果分析】

以葡萄糖浓度预期值为横坐标,测定值为纵坐标,在坐标纸上作图,若所有实验点在坐标纸上呈明显直线趋势,建立回归方程$\bar{Y} = b_0 + b_1 x$,要求 b_0 接近于 0,b_1 在 0.97 ~ 1.03,若满足此条件,则可直接判断该测定方法在所要求的线性范围,即可报告范围为 0.21 ~ 32.78mmol/L。若 b_0 较大,$b_1 > 1.03$ 或 < 0.97,则认为在高浓度或低浓度处的实测值和预测值间有较大偏差。试着舍去某组数据,另作回归分析,直到 b_0 接近于 0,b_1 在 0.97 ~ 1.03,此时缩小的分析范围是真实的可报告范围。

【质量控制】

1. 实验样品浓度范围应遍布整个预期可报告范围,高浓度样本应接近或稍高于检测范围上限,低值样本应接近检测范围下限。

2. 实验样品应和真实标本尽可能相似,即要和真实标本具有相同的基质状态。

【思考题】

1. 分析测量范围和临床可报告范围有何区别与联系?

2. 线性范围实验的标本浓度有何要求?哪些类型的标本可以用于线性实验,它们各有何优缺点?

实训十 生物参考区间验证

本实验以血清丙氨酸氨基转移酶(ALT)测定为例,验证厂家推荐的参考区间是否合适。

【实验目的】

掌握:生物参考区间验证的基本步骤。

熟悉:生物参考区间验证实验的样本要求。

了解:生物参考区间验证的临床应用。

【试剂与仪器】

ALT 市售试剂盒,自动生化分析仪。

【操作方法】

1. 选择评价对象 选择无任何已知疾病、近期内未用任何药物的健康志愿者20名。

2. 采集标本 禁食8~12小时、采血前不饮用任何饮品、避免剧烈运动等,用真空负压管采集标本及时分离血清。

3. 样本测定 按实验室制定的《标准操作规程》检测20份样本的 ALT。

【结果评价】

若实验对象的测定值有95%以上在所选的参考值范围内,所选用的参考区间可以接受。

26

即：若20例实验对象的所有测定值均在所选的参考范围以内,或超出所选参考区间的测定值不超过2例,所选用的参考区间通过验证。若有2例以上在参考区间以外,应另选20例观察对象重新进行验证,验证结果若符合要求,可直接使用参考区间,否则应查找原因,或考虑重新制定本实验室的生物参考区间。

【思考题】

1. 参考区间的验证与参考区间的建立有何不同?
2. 如何建立某一定量检验项目的生物参考区间?

（黎明新）

项目五

生物化学检验质量控制

室内质量控制是保证检验结果准确可靠的重要手段,在临床生物化学检验实践中,检验人员通过质控品检测和分析,推断和评价本批次检测结果的可靠程度,以此判定检验报告是否可以发给临床。目前,临床实验室的室内质量控制方法很多,但应用最多的仍然是 Levey-Jennings 和 Westgard 质量控制法。因此,学习和掌握 Levey-Jennings 和 Westgard 质量控制技术是对临床检验工作者的基本要求。

实训十一　Levey-Jennings 质控图的绘制及其应用

【目的和要求】

掌握:Levey-Jennings 质控图的绘制方法和应用。

熟悉:质控物的使用,Levey-Jennings 的判断规则和质控图的分析方法。

了解:分析批失控后查找原因的基本要领。

【实验原理】

本实验以测定血清葡萄糖(葡萄糖氧化酶法)的室内质控为例,使用高、低两个浓度质控品。对同一(批号)质控血清用同一仪器和方法每天测定 1 次,连续测定 20 天,根据 20 个测定值求均值($\overline{X}$)和标准差(S),然后以 $\overline{X}$ 为中心线,以 $\overline{X} \pm 2S$ 为控制限绘制临时质控图。在次月葡萄糖检测中,每天用同一质控品随患者样本一起检测,检测完毕后,将质控品检测值分别标记在 Levey-Jennings 临时质控图中,观察分析批是否在控。如此重复 3～5 个月,将所有的质控数据经过统计学处理后,绘制常规质控图。

【试剂与仪器】

1. 仪器　生化分析仪或 721 分光光度计。

2. 试剂　葡萄糖氧化酶法试剂盒。

3. 质控品

(1)生产批号:低值浓度批号:＊＊＊＊＊＊;高值浓度批号:＊＊＊＊＊＊。

(2)有效期:2015 年 12 月。

【操作方法】

(一) Levey-Jennings 临时质控图

1. 检测　在旧批号质控品剩余量还可用一个月时,将新批号高、低两个浓度的质控品每天各打开一瓶随机插入患者标本中用葡萄糖氧化酶法检测葡萄糖浓度,20 天后分别获得两组各 20 个质控品测定值。检测结果见表 5-1。

2. 求暂定均值和标准差　根据以上数据,剔除离群值(剔除超过 ±3S 后的数据)后分别求出高、低两个浓度的均值和标准差,并将求得的数据填入表 5-1 中。

3. 绘制临时质控图　在空白质控图(图 5-1)上,以均值为靶值,以 $\overline{X} \pm 2S$ 为警告限,以 $\overline{X} \pm 3S$ 为控制限分别绘制高、低两个浓度的 Levey-Jennings 临时质控图。

表 5-1 高、低两个浓度质控品血糖测定值

低浓度质控品测定值				高浓度质控品测定值			
日期	测定值	日期	测定值	日期	测定值	日期	测定值
1	6.20	11	6.00	1	15.64	11	15.19
2	6.21	12	6.18	2	15.27	12	15.74
3	6.15	13	6.02	3	15.65	13	15.50
4	6.15	14	6.21	4	15.47	14	15.44
5	6.15	15	6.09	5	15.26	15	15.32
6	5.86	16	6.17	6	15.36	16	15.41
7	5.87	17	6.21	7	15.19	17	15.45
8	6.12	18	6.03	8	15.14	18	15.54
9	6.12	19	6.00	9	15.31	19	15.43
10	6.14	20	6.18	10	15.50	20	15.67
$\overline{X}=$				$\overline{X}=$			
$S=$				$S=$			

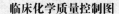

临床化学质量控制图

实验室名称：　　　　　　　　　　起止日期：　　年　月　至　　年　月
测定项目：　　　　　　　　　　　分析方法：　　　　　　　　　仪器型号：
质控物来源：　　　　　　　　　　质控物批号：　　　　　　　　测定项目单位：
$\overline{X}$：_____ S：_____ CV：_____%　本月$\overline{X}$：_____ S：_____ CV：_____%

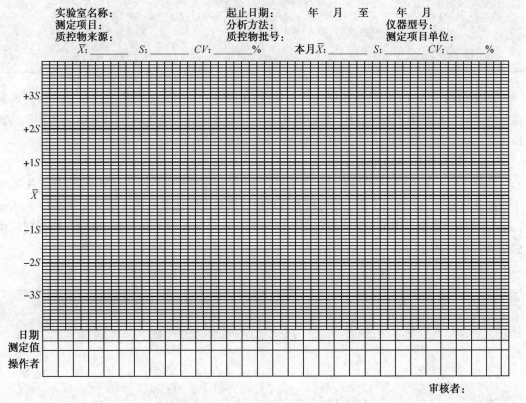

审核者：

图 5-1 临床化学质量控制图(空白)

(二) 临时质控图的应用

1. 第二个月 高、低两个浓度质控品测定值见表 5-2。将表 5-2 中两个浓度质控品测定值的所有数据,分别标记在 Levey-Jennings 临时质控图中并将相关内容填写完整。根据质控规则分析质控曲线是否有规律性变化,有几个分析批失控,失控的分析批违背了哪个质控规则。

表 5-2　第二个月高、低两个浓度质控品血糖测定值

低浓度质控品测定值				高浓度质控品测定值			
日期	测定值	日期	测定值	日期	测定值	日期	测定值
1	6.31	16	6.09	1	15.41	16	15.69
2	5.91	17	6.12	2	15.54	17	15.25
3	6.01	18	5.88	3	15.40	18	15.65
4	6.18	19	5.97	4	15.34	19	15.36
5	5.99	20	6.02	5	15.14	20	15.47
6	6.13	21	6.28	6	15.50	21	15.19
7	6.01	22	6.09	7	15.25	22	15.44
8	6.15	23	6.14	8	15.40	23	15.51
9	6.00	24	6.08	9	15.28	24	15.79
10	5.99	25	6.29	10	15.50	25	15.10
11	6.04	26	6.15	11	15.13	26	15.42
12	6.19	27	6.19	12	15.81	27	15.75
13	6.10	28	6.14	13	15.55	28	15.60
14	6.08	29	6.09	14	15.40	29	15.43
15	6.12	30	6.19	15	15.49	30	15.42
与前 20 个数据累加后求: $\overline{X} =$ $S =$				与前 20 个数据累加后求: $\overline{X} =$ $S =$			

2. 用前两个月所有的质控数据计算出均值($\overline{X}$)和标准差(S)(剔除超过 $\overline{X} \pm 3S$ 后的离群值),并将计算结果填入表 5-2 中。然后以 $\overline{X}$ 为中心线,$\overline{X} \pm 2S$ 为警告限,以 $\overline{X} \pm 3S$ 为失控限绘制 Levey-Jenning 质控图,作为第三个月血糖测定的临时质控图。

(三) 常规质控图的绘制

在第 3 个月工作中,由于患者标本量突然增大,实验室每天进行两次血糖检验,分别获得 56 个质控品测定值,见表 5-3。将三个月所有的质控数据经过统计学处理后绘制成常规 Levey-Jennings 质控图。该图将应用于本实验室以后使用同一批号的质控品进行血糖检测(葡萄糖氧化酶法)时的室内质控。

表 5-3　第三个月高、低两个浓度质控品血糖测定值

低浓度质控品测定值				高浓度质控品测定值			
日期	测定值	日期	测定值	日期	测定值	日期	测定值
1	6.103 6.09	15	6.16 6.25	1	15.42 15.54	15	15.41 15.54
2	6.01 6.18	16	6.01 6.18	2	15.74 15.34	16	15.47 15.34
3	6.05 6.13	17	5.91 6.10	3	15.2 15.53	17	15.10 15.55

续表

低浓度质控品测定值				高浓度质控品测定值			
日期	测定值	日期	测定值	日期	测定值	日期	测定值
4	6.01	18	6.13	4	15.25	18	15.25
	6.15		6.15		15.44		15.66
5	6.00	19	6.10	5	15.28	19	15.28
	6.05		6.12		15.42		15.47
6	6.43	20	6.31	6	15.13	20	15.41
	5.91		6.15		15.75		15.54
7	6.01	21	6.09	7	15.55	21	15.35
	6.18		6.18		15.4		15.34
8	5.94	22	5.80	8	15.41	22	15.14
	6.09		6.13		15.54		15.53
9	6.01	23	6.01	9	15.4	23	15.25
	6.15		6.25		15.34		15.35
10	5.91	24	5.91	10	15.21	24	15.71
	5.99		6.01		15.57		15.59
11	6.04	25	6.18	11	15.25	25	15.13
	6.19		6.12		15.42		15.69
12	6.1	26	6.13	12	15.28	26	15.55
	6.08		6.01		15.66		15.48
13	6.30	27	6.15	13	15.41	27	15.41
	5.99		6.11		15.54		15.54
14	6.02	28	5.99	14	15.55	28	15.34
	6.18		6.04		15.34		15.64
常规 Levey-Jennings 质控图的均值和标准差： $\overline{X} =$ $S =$				常规 Levey-Jennings 质控图的均值和标准差： $\overline{X} =$ $S =$			

【思考题】

1. 常规质控图为什么要分成几个月绘制？

2. 当有若干个检测项目同时进行临时质控图的绘制时,需要开几瓶质控血清？

3. Levey-Jennings 质控图有哪些质控判断规则？

4. 常规质控图的有效期如何确定？什么情况下需要重新绘制质控图？

实训十二　　Z-分数质控图的绘制和应用

【目的和要求】

掌握:Z-分数质控图的绘制方法。

熟悉:Z-分数值的计算。

了解:Z-分数质控图的临床应用。

【实验原理】

取一张空白 Z-分数质控图,将分析批质控测定值换算成 Z-分数值并填入 Z-分数质控图中,分析该分析批是否失控,由于不同浓度的质控品测定值可以在同一张 Z-分数质控图中标记,所以为质控结果分析判断提供了方便。

$$Z\text{-分数} = \frac{X_{imat} - \overline{X}_{mat}}{S_{mat}}$$

【试剂和仪器】

同项目七。

【操作方法】

1. Z-分数质控图的绘制,方法如下:

(1)以分析批为横坐标,以 Z-分数值为纵坐标画两条相互垂直的坐标线。

(2)在纵坐标的中心位置标出以 0 为中点上下对称(间距相同)的 −1、+1、−2、+2、−3、+3 六个点分别表示相应的 Z-分数值,0 表示均值所处位置,点与点之间最好以 10 为间距。

(3)从每个点分别引出一条直线,七个点共引出七条平行线段,±2 和 ±3 线段可用不同颜色加以区别。

(4)在图的右上角标出不同浓度质控品 Z-分数质控线的标记方式。

(5)在图的相应位置标出与质控有关的内容如:质控项目、分析方法、仪器型号、质控品的来源及批号、各浓度质控品的均值、标准差等内容。

2. Z-分数质控图的应用 根据项目七表 5-2 中前两个月累积均值($\overline{X}$)和标准差(S),将表 5-2 中高、低两个浓度前五个数据填入以上画好的 Z-分数质控图中。

【思考题】

1. 为什么不同浓度的质控值可以同用一张 Z-分数质控图?

2. 试述 Z-分数质控图的优缺点?

实训十三 Westgard 质控规则的应用

【目的和要求】

掌握:Westgard 常用质控规则的含义。

熟悉:Westgard 常用质控规则的判断方法。

了解:Westgard 质控规则的应用范围。

【实验方法】

根据 Westgard 常用质控规则($1_{2S}/1_{3S}/2_{2S}/R_{4S}/4_{1S}/10_{\overline{x}}$)分析下面 Z-分数质控图(图 5-2),指出哪几个分析批失控,分别违背了哪些质控规则。

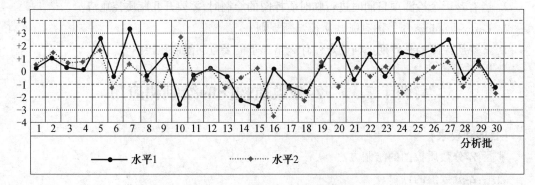

图 5-2 Z-分数质控图分析实例

【思考题】

1. Westgard 常用质控规则中哪些对随机误差敏感？哪些对系统误差敏感？
2. 谈谈你对 Westgard 质控规则分析过程的体会。

（吴佳学）

模块二 常用生化项目的检验

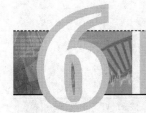

项目六

体液蛋白质检验

临床生化检验测定蛋白质的方法有很多种,较为经典和常用的有凯氏定氮法、双缩脲法、酚试剂法、化学比浊法等。凯氏定氮法是测定蛋白质的经典方法,也是公认的参考方法,但由于操作复杂、费时、技术性强,不适合临床常规检验;双缩脲法特异性高,准确度和精密度好,显色稳定,是目前临床上测定总蛋白的常规方法。

实训十四 血清(浆)总蛋白测定(双缩脲法)

【目的和要求】

掌握:双缩脲法测定总蛋白(TP)的基本原理及注意事项。

熟悉:双缩脲法测定 TP 的操作步骤。

了解:血清(浆)TP 测定的临床意义。

【实验原理】

血清(浆)蛋白质分子中的肽键(-CO-NH-)在碱性溶液中能与二价铜离子(Cu^{2+})作用生成稳定的紫红色的络合物,此反应与两分子尿素缩合后生成的双缩脲($H_2N-OC-NH-CO-NH_2$)在碱性溶液中与 Cu^{2+} 作用形成紫红色物质的反应相似,故称之为双缩脲反应。这种紫红色的络合物在 540nm 处有明显的吸收峰,吸光度在一定浓度范围内与血清(浆)TP 含量成正比,经与同样处理的蛋白标准液比较,即可求得血清(浆)TP 含量。

【试剂与仪器】

1. 6.0mol/L NaOH 溶液 称取 NaOH 240g,溶于新鲜制备的蒸馏水(或刚煮沸冷却的去离子水)约 800ml 中,冷却后加蒸馏水至 1000ml,置有盖塑料瓶中贮存。若用非新开瓶的 NaOH,须先配成饱和溶液,静置 2 周左右,使碳酸盐沉淀,其上清饱和 NaOH 溶液经滴定后,算出准确浓度再使用。

2. 双缩脲试剂 称取硫酸铜结晶($CuSO_4 \cdot 5H_2O$)3.0g,溶于新鲜制备的蒸馏水(或刚煮沸冷却的去离子水)约 500ml 中,加酒石酸钾钠($NaKC_4H_4O_6 \cdot 4H_2O$)9.0g 和碘化钾 5.0g,待完全溶解后,边搅拌边加入 6.0mol/L NaOH 溶液 100ml,最后加蒸馏水定容至 1000ml,置塑料瓶中盖紧保存,此试剂在室温下可稳定半年,若贮存瓶中出现黑色沉淀,则需重新配制。

3. 双缩脲空白试剂 除不含硫酸铜外,其余成分均与双缩脲试剂相同。

4. 60~70g/L 蛋白质标准液 常用牛血清蛋白或正常人混合血清(无黄疸、无溶血、乙型肝

35

炎表面抗原阴性、肝肾功能正常人血清),经凯氏定氮法测定 TP 值,现临床多用商品定值参考血清或标准清蛋白作标准。

5. 生化质控血清　自备或商品质控血清。

6. 仪器　自动生化分析仪或分光光度计。

7. 水浴箱。

【操作方法】

1. 自动生化分析仪法　按商品试剂盒说明书提供的参数进行操作。

2. 手工操作法　按表6-1操作。

表 6-1　双缩脲法测定血清(浆)总蛋白操作步骤

加入物	试剂空白管 (RB)	标本空白管 (SB)	标准管 (S)	质控管 (Q)	测定管 (R)
双缩脲试剂(ml)	5.0	—	5.0	5.0	5.0
双缩脲空白试剂(ml)	—	5.0	—	—	—
蒸馏水(μl)	100	—	—	—	—
蛋白标准液(μl)	—	—	100	—	—
质控血清(μl)	—	—	—	100	—
待测血清(μl)	—	100	—	—	100

混匀,置37℃ 10分钟,以试剂空白管调零,在540nm比色读取各管吸光度值(A值)计算。

【结果】

$$血清(浆)TP(g/L) = \frac{A_{测定管} - A_{标本空白管}}{A_{标准管}} \times 标准蛋白液浓度(g/L)$$

【参考区间】　60～78g/L。

【质量控制】

1. 双缩脲显色反应与蛋白质分子中肽键数目成正比关系,与蛋白质种类、分子量及氨基酸的组成无明显关系,本法优点是各种蛋白产生的颜色反应相近。由于必须具有两个以上肽键结构才能发生反应,因此氨基酸、二肽不发生此反应;三肽、寡肽和多肽与 Cu^{2+} 反应生成的复合物颜色从粉红色到紫红色不等。

2. 本法操作简单,重复性好,RCV 为4%, CV 为3.9%;干扰物质少,线性范围0～140g/L,是目前临床上测定血清(浆)总蛋白首选的常规方法。但由于本法灵敏度较低,检出限为0.2～1.7g/L,虽能满足血清(浆)TP的检验需要,但由于其他体液如脑脊液、胸腹水和尿液等蛋白质含量很低,因此在这些标本蛋白质含量检测中并不适用。

3. 双缩脲试剂中酒石酸钾钠的作用是络合铜离子,防止其在碱性溶液中沉淀;碘化钾能防止二价铜离子还原。

4. 标本空白管可有效消除黄疸、严重溶血、葡聚糖、酚酞等对本法的干扰。

【临床意义】

1. 血清总蛋白浓度降低

(1)合成障碍:当肝功能严重受损时,蛋白质合成减少,以清蛋白减少最为显著,如急性肝细胞坏死、慢性肝炎、肝硬化等。

(2)血液稀释:如静脉注射过多低渗溶液或因各种原因引起的钠、水潴留。

(3)营养不良和消耗增加:如长期营养不良、慢性胃肠道疾病、严重结核病、甲状腺功能亢进、恶性肿瘤等。

（4）丢失过多：严重烧伤、大量失血、肾病综合征及溃疡性结肠炎等。

2. 血清总蛋白浓度增高

（1）合成增加：主要见于异常球蛋白合成增加，多发性骨髓瘤多见。

（2）血液浓缩：如严重腹泻、呕吐、高热、休克、慢性肾上腺皮质功能减退等。

【思考题】

1. 试剂中为什么加入酒石酸钾钠和碘化钾？

2. 简述血清总蛋白测定的临床意义。

实训十五　血清（浆）清蛋白测定（溴甲酚绿法）

【目的和要求】

掌握：溴甲酚绿法测定血清（浆）清蛋白的原理及注意事项。

熟悉：溴甲酚绿法测定血清（浆）清蛋白操作方法。

了解：血清（浆）清蛋白测定的临床意义。

【实验原理】

清蛋白分子在 pH 4.2 的缓冲液中带正电荷，在有非离子型表面活性剂存在时，与带负电荷的溴甲酚绿（BCG）生成蓝绿色复合物，在 628nm 波长处有吸收峰，复合物的吸光度与清蛋白浓度成正比，与同样处理的清蛋白标准液比较，可求得清蛋白含量。

【试剂与仪器】

1. BCG 试剂　称量 BCG 0.105g（或 BCG 钠盐 0.108g），琥珀酸 8.85g，叠氮钠 0.100g，和 Brij-35（聚氧化乙烯月桂醚，300g/L）4ml，溶解于约 950ml 蒸馏水中。待完全溶解后，用 6mol/L 氢氧化钠溶液调节 pH 至 4.15～4.25。最后，加蒸馏水定容至 1L。贮存于聚乙烯塑料瓶中，室温密封保存，可稳定至少 6 个月（BCG 试剂配成后，使用蒸馏水调零，在波长 628 nm 处测定 BCG 试剂的吸光度（A），应在 0.150 左右）。

2. BCG 空白试剂　除不加入 BCG 外，其余成分和配制程序方法完全同 BCG 试剂。

3. 40g/L 清蛋白标准液，也可用定值参考血清作为清蛋白标准液，4℃保存。

4. 仪器　自动生化分析仪或分光光度计。

【操作方法】

1. 自动生化分析法　参数设置参照自动生化分析仪及商品试剂盒说明书进行。

2. 手工操作法　操作方法按表 6-2 操作。

表 6-2　溴甲酚绿法测定血清（浆）清蛋白操作步骤

加入物	空白管（B）	标准管（S）	质控管（Q）	测定管（R）
BCG 试剂（ml）	4.0	4.0	4.0	4.0
蒸馏水（μl）	20	—	—	—
清蛋白标准液（40g/L）（μl）	—	20	—	—
质控血清（μl）	—	—	20	—
待测血清（μl）	—	—	—	20

各管加样结束应立即混匀，用空白管调零，波长 628nm 处，30±3 秒内读取各管吸光度值。

如遇严重脂血标本，可加做标本空白管：BCG 空白试剂 5.0ml 中加入血清（浆）0.02ml，波长 628nm，同样采用空白管调零，读取标本空白管吸光度，用测定管与标本空白管吸光度的差值，计算血清(浆)清蛋白浓度。

【结果】

$$血清(浆)清蛋白(g/L) = \frac{A_{测定管}}{A_{标准管}} \times 清蛋白标准液的浓度(g/L)$$

【参考区间】

成人:35～50g/L;4～14岁儿童:38～54g/L。

【质量控制】

1. BCG不但与清蛋白呈色,而且与血清(浆)中多种蛋白成分呈色,其中以α_1球蛋白、转铁蛋白、触珠蛋白更为显著,但其反应速度较清蛋白稍慢,实验证明,在30秒内呈色对清蛋白特异,故BCG与血清混合后,在30秒读取吸光度,可明显减少非特异性结合反应;为了减少本法基质效应的影响,最好采用清蛋白定值血清作标准。

2. BCG法操作简单,灵敏度高,重复性好,RCV<4%,能自动化,胆红素、溶血和轻、中度脂血对本法无干扰,线性范围10～60g/L。BCG法是目前临床上测定血清(浆)清蛋白最常用的方法。

3. BCG是一种pH指示剂,变色域为pH 3.8(显黄色)～5.4(显蓝绿色),因此本法要严格控制反应液的pH。试剂中缓冲液也可采用枸橼酸盐或乳酸盐缓冲液,但琥珀酸盐缓冲液的校准曲线通过原点,线性好,灵敏度好,为首选配方;聚氧化乙烯月桂醚也可用其他表面活性剂代替,如吐温-20等,终浓度为2ml/L。

【临床意义】

1. 血浆清蛋白浓度增高常见于严重失水,血浆浓缩所致,此时并非蛋白绝对量增多。临床上,尚未发现单纯清蛋白浓度增高的疾病,而以清蛋白浓度降低为多见。

2. 血浆清蛋白浓度降低与总蛋白浓度降低的原因大致相同。但有时会出现总蛋白浓度接近正常,而清蛋白浓度降低的情况,主要是同时伴有球蛋白浓度增高所致,严重时可能出现A/G比值<1.0,称为A/G比值倒置。急性清蛋白浓度降低主要由于急性大量出血和严重烧伤;慢性清蛋白浓度降低主要见于肝脏合成清蛋白功能障碍、腹水形成时清蛋白的丢失和肾病时尿液中的丢失。清蛋白浓度低于20g/L时,由于胶体渗透压的下降,常可见到水肿等现象,病变严重时血浆清蛋白浓度甚至可低于10g/L。

【思考题】

1. 简述BCG法测定血清蛋白的基本原理。

2. 严重脂血标本测定时如何减少干扰?

实训十六　血清蛋白电泳(醋酸纤维素薄膜电泳法)

【目的和要求】

掌握:醋酸纤维薄膜(CAM)电泳分离血清蛋白质的基本原理及注意事项。

熟悉:CAM电泳的操作步骤。

了解:血清蛋白电泳的临床意义。

【实验原理】

血清中各种蛋白质的等电点(pI)绝大部分低于8.6,在pH 8.6的缓冲液中带负电荷,在电场中向正极移动。各种蛋白质的pI不同,因此所带电荷也有所差异,且各种蛋白质的分子大小及空间构象也不相同,因此在同一电场中向前移动的速率也不同,带电荷越多、分子量越小者泳动越快;带电荷越少、分子量越大者泳动越慢。可利用此特性将血清中的蛋白质进行分离。CAM电泳可将血清蛋白质分为5条区带,从正极端起,依次为清蛋白,α_1、α_2、β和γ-球蛋白五个组分,它们的分子量及等电点见表6-3。

表 6-3　血清蛋白各组分的分子量及等电点

蛋白组分	分子量	等电点
清蛋白	66 248	4.8
α₁-球蛋白	130 000	5.0
α₂-球蛋白	200 000	5.0
β-球蛋白	1 300 000	5.12
γ-球蛋白	1 500 000	6.8 ~ 7.3

由于染色时染料与蛋白质的结合量与蛋白质的量成正比,因此可将各蛋白区带剪下后,经脱色、比色或经透明处理后直接采用光密度计扫描,可计算出血清各蛋白区带的相对百分数,如同时测定血清总蛋白含量,还可计算出各蛋白区带的绝对含量。

【试剂与仪器】

1. CAM 的质量要求,应是质匀、孔细、吸水性强、染料吸附量少、蛋白区带分离鲜明,对蛋白染色稳定和电渗"拖尾"轻微者为佳品,规格为 2cm×8cm。各实验室可根据自己的需要选购。

2. 巴比妥-巴比妥钠缓冲液(pH 8.6 ± 0.1,离子强度 0.06)　称取巴比妥 2.21g,巴比妥钠 12.36g 于 500ml 蒸馏水中加热溶解,待冷却至室温后,再用蒸馏水定容至 1L。

3. 染色液

(1) 丽春红 S 染色液:称取丽春红 S 0.4g 及三氯醋酸 6g,用蒸馏水溶解,并定容至 100ml。

(2) 氨基黑 10B 染色液:称取氨基黑 10B 0.1g,溶于无水乙醇 20ml 中,加冰醋酸 5ml,甘油 0.5ml,使溶解。另取磺基水杨酸 2.5g,溶于少量蒸馏水中,再将二液混合摇匀后,蒸馏水定容至 100ml。

4. 漂洗液

(1) 3%(V/V) 醋酸溶液,适用于丽春红染色的漂洗。

(2) 甲醇 45ml、冰醋酸 5ml 和蒸馏水 50ml,混匀,适用于氨基黑 10B 染色的漂洗。

5. 透明液　3:7 比例混合的冰醋酸-无水乙醇溶液。亦可选用氢萘或液状石蜡的润湿透明法来操作。

6. 洗脱液

(1) 0.1mol/L 氢氧化钠溶液,适用于丽春红染色的洗脱。

(2) 0.4mol/L 氢氧化钠溶液,适用于氨基黑 10B 染色的洗脱。

7. 电泳仪　选用电子管或晶体管整流的稳压直流电源,电压 0 ~ 600V,电流 0 ~ 300mA。

8. 电泳槽　选购或自制适合 CAM 的电泳槽,电泳槽的膜面空间与 CAM 面积之比应为 5cm³/cm²,电极用铂(白金)丝。

9. 血清加样器　可用微量吸管、0.2cm×1.5cm X 线胶片或有机玻璃片、特制的电泳血清加样器等。

10. 光密度计　国产或进口的各种型号均可。

11. 分光光度计。

【操作方法】

1. 将缓冲液加入电泳槽内,调节两侧槽内的缓冲液,使其在同一水平面。

2. CAM 的准备　取 CAM(2cm×8cm)一张,在无光泽面的一端(负极侧)1.5cm 处,用铅笔轻画一横线,作点样标记,编号后,将 CAM 无光泽面朝下置于巴比妥-巴比妥钠缓冲液中浸泡,待充分浸透后取出(一般约 20 分钟)。夹于洁净滤纸中间,吸去多余的缓冲液。

3. 将 CAM 无光泽面向上贴于电泳槽的支架上拉直,用加样器取无溶血血清 3 ~ 5μl 均匀、垂直印在 CAM 画线处。样品应与膜的边缘保持一定距离,以免电泳图谱中蛋白区带变形,待血清渗入膜后,反转 CAM,使光泽面朝上平直地贴于电泳槽的支架上,用双层滤纸或 4 层纱布将膜的两端与缓冲液连通,稍待片刻。

4. 接通电源,注意 CAM 上的正、负极,切勿接错。电压 90 ~150V,电流 0.4 ~0.6mA/cm 宽(不同的电泳仪所需电压、电流可能不同,应灵活掌握),夏季通电约 45 分钟,冬季通电约 60 分钟,待电泳区带展开 35 ~40mm,即可关闭电源。

5. 染色 通电完毕,取下薄膜直接浸于丽春红 S 或氨基黑 10B 染色液中,染色 5 ~10 分钟(以清蛋白带染透为止),然后在漂洗液中漂去剩余染料,直到背景无色为止。

6. 定量

(1)洗脱法:将漂洗净的薄膜吸干,剪下各染色的蛋白区带放入相应的试管内,在 CAM 的无蛋白质区带部分,剪一条与清蛋白区带同宽度的膜条,作为空白对照。

氨基黑 10B 染色,在清蛋白管内加 0.4mol/L 氢氧化钠 6ml(计算时吸光度乘 2),其余各加 3ml,充分振摇,置 37℃ 水箱 20 分钟,使其染料浸出。使用分光光度计,在波长 600 ~620nm 处读取各管吸光度,然后计算出各自的相对百分含量。

丽春红 S 染色,洗脱液用 0.1mol/L 氢氧化钠,加入量同上,10 分钟后,向清蛋白管内加 40%(V/V)醋酸 0.6ml(计算时吸光度乘 2),其余各加 0.3ml,以中和部分氢氧化钠,使色泽加深。必要时离心沉淀,取上清液,使用分光光度计,在波长 520nm 处,读各管吸光度,然后计算出各自的相对百分含量。

(2)光密度计扫描法:①透明:吸去薄膜上的漂洗液(为防止透明液被稀释影响透明效果),将薄膜浸入透明液中 2 ~3 分钟(延长一些时间亦无影响)。然后取出,以滚动方式平贴于洁净无划痕的载物玻璃上(勿产生气泡),将此玻璃片竖立片刻,除去一定量透明液,置 90 ~100℃ 烘箱内,烘烤 10 ~15 分钟,取出冷却至室温。用本法透明的各蛋白区带鲜明,薄膜平整,可供直接扫描和永久保存(用十氢萘或液状石蜡透明,应将漂洗过的薄膜烘干后进行透明,本法透明的薄膜不能久藏,且易发生皱褶)。②扫描定量:将已透明的薄膜放入全自动光密度计暗箱内,进行扫描分析。

【结果】

$$各组分蛋白(\%) = \frac{A_x}{A_T} \times 100\%$$

$$各组分蛋白(g/L) = 各组分蛋白\% \times 血清总蛋白(g/L)$$

A_T 表示各组分蛋白吸光度总和;A_x 表示各个组分蛋白(清蛋白和 α_1、α_2、β、γ-球蛋白)吸光度。

【参考区间】

由于各实验室采用的电泳条件(包括电泳仪、支持物、缓冲液和染料等)不同,故参考区间可能有差异,各实验室宜根据自己的条件定出参考值。可用各组分蛋白的百分含量或实际浓度(绝对值)两种方式报告。各种方法的参考区间见表6-4、表6-5、表6-6。

表6-4 丽春红 S 染色直接扫描参考区间

蛋白质组分	g/L	占总蛋白的百分数(%)
清蛋白	35.0 ~52.0	57.0 ~68.0
α_1-球蛋白	1.0 ~4.0	1.0 ~5.7
α_2-球蛋白	4.0 ~8.0	4.9 ~11.2
β-球蛋白	5.0 ~10.0	7.0 ~13.0
γ-球蛋白	6.0 ~13.0	9.8 ~18.2

表 6-5　氨基黑 10B 染色洗脱比色法参考区间

蛋白质组分	占总蛋白的百分数（%）
清蛋白	66.2 ± 7.6
α_1-球蛋白	4.2 ± 1.7
α_2-球蛋白	6.6 ± 2.1
β-球蛋白	10.2 ± 3.1
γ-球蛋白	17.3 ± 4.2

表 6-6　氨基黑 10B 染色直接扫描法参考区间

蛋白质组分	g/L	占总蛋白的百分数（%）
清蛋白	48.8 ± 5.1	66.6 ± 6.6
α_1-球蛋白	1.5 ± 1.1	2.0 ± 1.0
α_2-球蛋白	3.9 ± 1.4	5.3 ± 2.0
β-球蛋白	6.1 ± 2.1	8.3 ± 1.6
γ-球蛋白	13.1 ± 5.5	17.7 ± 5.8

【质量控制】

1. CAM 电泳有以下几个优点：

（1）对蛋白质样品吸附极少，无"拖尾"现象，染色后背景能漂洗完全，各条蛋白区带清晰明确，测定的准确性较好。

（2）灵敏度高，样品用量少。仅需 2μl 血清，甚至加样体积少至 0.1μl，其中蛋白样品仅 5μg 也可得到清晰的分离区带。

（3）快速省时。由于 CAM 亲水性较滤纸小，薄膜中所能容纳的缓冲液也较少，电渗作用小，电泳时大部分电流是由样品传导的，因此分离速度快，电泳时间短。

（4）CAM 电泳染色漂洗后，经透明处理制成透明的干板，可扫描定量及长期保存。

2. 电泳槽缓冲液的液面要保持一定高度，过低可能会增加 γ-球蛋白的电渗现象（向阴极移动）。同时电泳槽两侧的液面应保持一水平面，否则，通过薄膜时有虹吸现象，将会影响蛋白分子的泳动速度。

3. 电泳失败的原因：①电泳图谱不整齐：点样不均匀、薄膜未完全浸透或温度过高致使膜面局部干燥或水分蒸发、缓冲液变质；电泳时薄膜放置不正确，使电流方向不平行。②蛋白各组分分离不佳：点样过多、电流过低、薄膜结构过分细密、透水性差、导电差等。③染色后清蛋白中间着色浅：由于染色时间不足或染色液陈旧所致；若因蛋白含量高引起，可减少血清用量或延长染色时间，一般以延长 2 分钟为宜。若时间过长，球蛋白百分比上升，A/G 比值会下降。④薄膜透明不完全：将标本放入烘箱，温度未达到 90℃ 以上、透明液陈旧或浸泡时间不足等。⑤透明膜上有气泡，玻璃片上有油脂，使薄膜部分脱开或贴膜时滚动不佳。

【临床意义】

正常血清蛋白电泳一般可分出 5 条区带，即清蛋白、α_1-球蛋白、α_2-球蛋白、β-球蛋白、γ-球蛋白。脐带血清、胎儿血清、部分原发性肝癌血清，在清蛋白与 α_1-球蛋白之间增加一条甲胎蛋白带。常见异常蛋白电泳图谱如下：

1. M 蛋白血症　单克隆 γ-球蛋白（M 蛋白）血症，主要见于多发性骨髓瘤、巨球蛋白血症、重链病以及一些良性 M 蛋白增多症。在 β 或 γ-球蛋白后区段的部分出现一条致密浓集的 M 蛋白带。

2. 蛋白缺乏症 包括 α_1 抗胰蛋白酶缺乏症、γ-球蛋白缺乏症等,临床上较少见。电泳图形表现为 α_1 和 γ-球蛋白部位蛋白缺乏或显著降低。

3. 肾病 见于急慢性肾炎、肾病综合征、肾衰竭等。表现为清蛋白降低、α_2-球蛋白和 β-球蛋白升高。

4. 急慢性炎症 表现为 α_1、α_2 和 β 三种球蛋白均增高。

5. 肝病 包括急慢性肝炎和肝硬化。主要表现为清蛋白降低、β-球蛋白和 γ-球蛋白增高,出现 β 和 γ 带难分离而相连的"β-γ 桥",此现象往往是由于 IgA 增高所致,IgA 与肝纤维化有关。

【思考题】
简述醋酸纤维素薄膜电泳分离血清蛋白的原理及优缺点。

实训十七 24 小时尿蛋白定量(邻苯三酚红钼络合法)

【目的和要求】
掌握:邻苯三酚红钼络合法(PRM 法)测定尿液蛋白的基本原理。
熟悉:24 小时尿液蛋白检验的临床意义。
了解:PRM 法测定尿液蛋白的操作过程。

【实验原理】
邻苯三酚红可与钼酸络合形成红色复合物,吸收峰在波长 475nm 处,该复合物在酸性条件下可与蛋白质形成染料蛋白质复合物,其吸收峰移至 604nm 处,复合物吸光度值与蛋白质浓度成正比。

【试剂与仪器】
1. 1.5mmol/L 邻苯三酚红甲醇溶液 称取邻苯三酚红 63.7mg 溶于甲醇 100ml 中,棕色瓶 25℃以下保存。

2. 邻苯三酚红钼(PRM)试剂 称取琥珀酸 5.9g,草酸钠 0.14g,苯甲酸钠 0.5g,溶于蒸馏水约 900ml 中,再加入 10mmol/L 钼酸钠 4ml,用 1mmol/L 盐酸调整 pH 至 2.5(约用 3.6ml)后,加入 1.5mmol/L 邻苯三酚红甲醇溶液(即 0.637g/L 邻苯三酚红甲醇溶液)40ml,加蒸馏水至 1000ml。

3. 蛋白标准液 收集新鲜的正常人混合血清,经凯氏定氮法定值,也可用定值参考血清或清蛋白标准液,用叠氮钠生理盐水稀释成 1.0g/L,4℃保存。

4. 仪器 自动生化分析仪或分光光度计。

5. 标本 收集 24 小时新鲜尿液,混匀后量其尿量,然后取 3ml 左右进行检测。

【操作方法】
1. 自动生化分析法 参数设置参照商品试剂盒说明书进行。
2. 手工法 操作方法按表 6-7 操作。

表 6-7 PRM 法测定 24 小时尿蛋白操作步骤

加入物	空白管(B)	标准管(S)	质控管(Q)	测定管(R)
PRM 试剂(ml)	2.5	2.5	2.5	2.5
蒸馏水(μl)	20	—	—	—
1.0 g/L 蛋白标准液(μl)	—	20	—	—
质控物(μl)	—	—	20	—
待测尿标本(μl)	—	—	—	20

混匀,室温放置10分钟后,在波长604nm处比色,用空白管调零,测定各管吸光度值并计算结果。

【结果】

$$尿液总蛋白(g/L) = \frac{A_{测定管}}{A_{标准管}} \times 标准液浓度(g/L)$$

【参考区间】24小时尿液蛋白:<150mg/24h 或<100mg/L。

【质量控制】

1. PRM法的灵敏度为单一钨酸比浊法的2~22倍;线性范围较宽,可达3.0g/L,比单一钨酸比浊法稍高,特别适合于病理性尿蛋白含量波动较大的特点;且本法与其他方法相比有不黏附比色杯的优点;标本用量较小(20μl),可用于自动分析,适用于脑脊液标本。

2. 标本采集　该试验要求收集24小时尿。

【临床意义】

1. 24小时尿蛋白定量是判定肾脏病变的可靠指标,某些生理因素也可使结果偏高,如剧烈运动、长期的直立或仰卧,过于激动、高热、高温与受冷等。但此种蛋白尿一般不超过500mg/24h。

2. 溢出性蛋白尿　小分子量蛋白产物增加所致,如单克隆丙种球蛋白病、轻链免疫球蛋白、溶菌酶,一般<2g/24h。

3. 肾小管性蛋白尿　肾小管对蛋白质的重吸收减少所致,如Fanconi综合征、肾盂肾炎、间质病、慢性间质性肾炎,一般<2g/24h。

4. 肾小球性蛋白尿　肾小球通透性增加所致,如肾小球肾炎、肾脂肪变性、继发性糖尿病肾病、系统性红斑狼疮等,一般>3g/24h。

【思考题】

1. 简述PRM法的基本原理。

2. 如何计算24小时尿液蛋白质的质量?

(熊　燏)

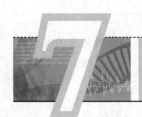

项目七

血糖及糖代谢紊乱检验

血液中葡萄糖(blood glucose, BG)浓度是反映机体内糖代谢状况的一项重要指标,故临床上糖代谢紊乱主要是指血糖浓度过高或过低,其中又以持续性高血糖引发的糖尿病(diabetes mellitus, DM)最为常见。通过检测病人不同时期的血糖水平,作为糖尿病的诊断、分型、疗效评估以及并发症的诊断和鉴别诊断的理论依据。临床常用的检测项目及意义见表7-1。

表7-1 临床常用的糖代谢紊乱检测项目及意义

检测项目	临床意义
血液葡萄糖测定(BG)	了解患者当时血糖水平
尿液葡萄糖测定(UG)	了解患者当时尿糖的排泄情况,不能用于诊断
口服糖耐量实验(OGTT)	一种葡萄糖负荷试验。可了解胰岛 β 细胞功能和机体对糖代谢的调节能力
糖化血红蛋白测定(HbA$_1$c)	了解患者近 2~3 个月血糖整体控制情况,与血糖短期波动无关
糖化血清蛋白测定(果糖胺法)	了解患者近 1~2 周内血糖控制情况
胰岛素-C 肽释放试验(IRT-CP)	了解患者胰岛 β 细胞的功能及指导临床糖尿病分型与治疗

实训十八 血清(浆)葡萄糖测定

血糖测定方法可分为化学法和酶法两大类,其中酶法是血糖测定的主流方法。酶法主要包括葡萄糖氧化酶法和己糖激酶法。其优点是具有较高的灵敏度、准确度和精密度,使用温和的反应条件,操作简单方便,适于自动分析。

一、葡萄糖氧化酶法

葡萄糖氧化酶法包括速率法和比色法,这里介绍的是比色法。

【目的和要求】

掌握:葡萄糖氧化酶法测定血清葡萄糖的基本原理。

熟悉:葡萄糖氧化酶法测定血清葡萄糖的操作步骤。

了解:葡萄糖氧化酶法测定的注意事项。

【实验原理】

葡萄糖氧化酶(glucose oxidase, GOD)将葡萄糖氧化为葡萄糖酸内酯和过氧化氢,后者在过氧化物酶(peroxidase, POD)和色素原性氧受体存在下,将过氧化氢分解为水和氧,同时使色素原性氧受体 4-氨基安替比林和酚去氢缩合为红色醌类化合物,即 Trinder 反应。其颜色深浅在一定范围内与葡萄糖的含量成正比,与同样处理的标准管比较,即可求得标本中葡萄糖浓度。反应

44

式如下：

$$葡萄糖 + O_2 + 2H_2O \xrightarrow{GOD} 葡萄糖酸内酯 + 2H_2O_2$$

$$2H_2O_2 + 4 - 氨基安替比林 + 酚 \xrightarrow{POD} 红色醌类化合物$$

【试剂与仪器】

1. 0.1mol/L磷酸盐缓冲液(pH 7.0)　称取无水磷酸氢二钠8.67g及无水磷酸二氢钾5.3g溶于800ml蒸馏水中，用1mol/L氢氧化钠(或1mol/L盐酸)调pH至7.0，用蒸馏水定容至1L。

2. 酶试剂　称取过氧化物酶1200U，葡萄糖氧化酶1200U，4-氨基安替比林10mg，叠氮钠100mg，溶于磷酸盐缓冲液80ml中，用1mol/L NaOH调pH至7.0，用磷酸盐缓冲液定容至100ml，置4℃保存，可稳定3个月。

3. 酚溶液　称取重蒸馏酚100mg溶于蒸馏水100ml中，用棕色瓶贮存。

4. 酶酚混合试剂　酶试剂及酚溶液等量混合，贮存于棕色瓶中，冰箱4℃可以存放1个月。

5. 12mmol/L苯甲酸溶液　于900ml蒸馏水中加入苯甲酸(MW 122.12)1.46g，加热助溶，冷却后置于1L容量瓶中，加蒸馏水至刻度。

6. 100mmol/L葡萄糖标准贮存液　称取标准纯度的无水葡萄糖(MW 180.16，预先置于80℃烤箱内干燥恒重后，移置于干燥器内保存)1.802g，以12mmol/L苯甲酸溶液溶解并转移到100ml容量瓶内，再以12mmol/L苯甲酸溶液稀释至100ml刻度处，至少放置2小时后方可使用。

7. 5mmol/L葡萄糖标准应用液　吸取葡萄糖标准贮存液5ml，置于100ml容量瓶中，用12mmol/L苯甲酸溶液稀释至刻度，混匀。

8. 器材　生化分析仪或分光光度计、恒温水浴箱。

【操作方法】

1. 自动分析法　按仪器说明书的要求进行测定。

2. 手工操作法　按表7-2进行操作。

表7-2　葡萄糖氧化酶法测定血糖操作步骤

加入物	空白管	标准管	质控管	测定管
蒸馏水(μl)	20	—	—	—
葡萄糖标准应用液(μl)	—	20	—	—
质控血清(μl)	—	—	20	—
血清(μl)	—	—	—	20
酶酚混合试剂(ml)	3.0	3.0	3.0	3.0

混匀，置37℃水浴中保温15分钟，选择波长505nm，用空白管调零，分别读取各管的吸光度(A)。

【结果计算】

$$血清葡萄糖(mmol/L) = \frac{测定管吸光度值}{标准管吸光度值} \times 标准液浓度$$

【质量控制】

1. 标本置于室温大约每小时葡萄糖会降低5%，因此采血后应立即测定。

2. 葡萄糖氧化酶仅对β-D葡萄糖高度特异，溶液中的葡萄糖约36%为α型，64%为β型。葡萄糖的完全氧化需要α型到β型的变旋过程。国外有些商品葡萄糖氧化酶试剂盒中含有葡萄糖变旋酶，则可加速这一过程，这对极谱法测定葡萄糖(速率法)时尤为重要。但在终点法中，延长孵育时间可达到完成自发变旋过程。新配制的葡萄糖标准液主要是α型，因此必须放置2小时以上(最好过夜)，待变旋平衡后方可应用。

3. 葡萄糖氧化酶法可直接测定脑脊液葡萄糖含量,但不能直接测定尿液葡萄糖含量。因为尿液中尿酸等干扰物质浓度过高,如尿酸、维生素 C、胆红素和谷胱甘肽等,可与色原性物质竞争过氧化氢,从而消耗反应过程中所产生的过氧化氢,产生竞争性抑制,使测定结果偏低。尿酸可干扰过氧化物酶反应,造成结果假性偏低。

4. GOD 线性范围至少可达 19mmol/L,回收率 94% ~ 105%,批内精密度 CV 为 0.7% ~ 2.0%。批间精密度 CV 为 2% 左右,日间精密度 CV 为 2% ~ 3%。其准确度和精密度都能达到临床要求,且操作简便,为国家卫生和计划生育委员会临床检验中心推荐方法。

二、己糖激酶法

【实验目的】

掌握:己糖激酶法测定血清葡萄糖的基本原理。

熟悉:己糖激酶法测定血清葡萄糖的操作步骤。

了解:血清(浆)葡萄糖测定的临床意义。

【实验原理】

在己糖激酶(HK)催化下,葡萄糖和 ATP 发生磷酸化反应,生成葡萄糖-6-磷酸(G6P)与 ADP。前者在葡萄糖-6-磷酸脱氢酶(G6PD)催化下脱氢,生成 6-磷酸葡萄糖酸(6PG),同时使 NADP 还原成 NADPH。反应式如下:

$$葡萄糖 + ATP \xrightarrow{HK} G6P + ADP$$

$$G6P + NADP^+ \xrightarrow{G6PD} 6PG + NADPH + H^+$$

根据反应方程式,NADPH 的生成速率与葡萄糖浓度成正比。NADPH 在波长 340nm 处有吸收峰,可在分光光度计波长 340nm 监测吸光度升高速率,计算血清中葡萄糖浓度。

【试剂与仪器】

1. 酶酚混合试剂的成分和在反应液中的参考浓度

三乙醇胺盐酸缓冲液(pH 7.5)	50mmol/L
$MgSO_4$	2mmol/L
$NADP^+$	2mmol/L
ATP	2mmol/L
HK	≥1500U/L
G6PD	2500U/L

根据试剂盒说明书复溶后,混合配制成酶试剂,置棕色瓶中,放冰箱保存,约可稳定 7 天。

2. 5mmol/L 葡萄糖标准液 见 GOD 法。

【操作方法】

1. 速率法测定(以半自动分析仪为例)

(1) 主要参数

系数	8.2
孵育时间	30 秒
监测时间	60 秒
波长	340nm
比色杯光径	1.0cm
温度	37℃
吸样量	0.5ml

（2）加样：37℃预温酶酚混合试剂1000μl，加血清20μl，立即吸入自动分析仪，监测吸光度升高速率（ΔA/min）。

（3）计算

$$血清葡萄糖（mmol/L）= \Delta A/min \times \frac{1}{6.22} \times \frac{1.02}{0.02} = \Delta A/min \times 8.2$$

2. 终点法测定　操作方法按表7-3进行操作。

表7-3　己糖激酶法测定血糖操作步骤

加入物（μl）	空白管	标准管	对照管	质控管	测定管
生理盐水	20	—	2000	—	—
葡萄糖标准液	—	20	—	—	—
质控血清	—	—	—	20	—
血清	—	—	20	—	20
酶混合试剂	2000	2000	—	2000	2000

混匀，置37℃水浴中保温10分钟，分光光度计波长340nm，比色杯光径1.0cm，用蒸馏水调零，分别读取各管的吸光度。

【结果计算】

$$血清葡萄糖（mmol/L）= \frac{A_{测定管} - A_{对照管} - A_{空白管}}{A_{标准管} - A_{空白管}} \times 5$$

$$血清葡萄糖（mg/dl）= 葡萄糖（mmol/L） \times 18$$

【质量控制】

1. 轻度溶血、脂血、黄疸、维生素C、氟化钠、肝素、EDTA和草酸盐等不干扰本法测定。溶血标本，若血红蛋白超过5g/L时，因从红细胞释放出较多的有机磷酸酯和一些酶可干扰本法测定。

2. 己糖激酶法的特异性比葡萄糖氧化酶法高，是血清葡萄糖测定的参考方法，适用于自动分析仪。

【参考区间】空腹血清葡萄糖：3.9～6.1mmol/L（70～110mg/dl）。

【临床意义】

血糖浓度受神经系统和激素的调节而保持相对稳定，当这些调节失去原有的相对平衡时，则出现高血糖或低血糖。

1. 生理性血糖升高　主要见于饭后1～2小时、摄入高糖食物、剧烈运动或情绪紧张、肾上腺分泌增加时。

2. 病理性血糖升高

（1）糖尿病：血糖测定主要用于糖尿病的诊断和监测。

（2）内分泌疾病以及肾上腺皮质功能亢进。

（3）胰腺疾病：如急性或慢性胰腺炎、胰腺肿瘤等。

（4）其他如颅内压增高、脱水等原因引起的血糖升高。

3. 生理性低血糖　见于饥饿和剧烈运动后。

4. 病理性低血糖

（1）胰岛β细胞增生或胰岛β细胞瘤等，使胰岛素分泌过多。

（2）对抗胰岛素的激素分泌不足，如腺垂体功能减退、肾上腺皮质功能减退、甲状腺功能减退而使生长素、肾上腺皮质激素分泌减少。

（3）严重肝病患者，由于肝脏储存糖原及糖异生等功能低下，肝脏不能有效调节血糖。

【思考题】

1. 葡萄糖氧化酶法与己糖激酶法两者原理有什么不同？

2. 酶酚混合试剂的组成成分是什么？各成分在两种测定方法中有何作用？

实训十九　口服葡萄糖耐量试验

口服葡萄糖耐量试验(oral glucose tolerance test,OGTT)是一种葡萄糖负荷试验,用以了解胰岛 β 细胞功能和机体对血糖的调节能力。主要用于诊断症状不明显或血糖升高不明显的可疑糖尿病。通过 OGTT 试验,可以早期发现糖代谢异常,早期诊断糖尿病。

【实验目的】

掌握:口服葡萄糖耐量试验的基本原理。

熟悉:口服葡萄糖耐量试验的方法及结果判定。

了解:口服葡萄糖耐量试验对糖尿病诊断的临床意义。

【实验原理】

口服葡萄糖耐量试验(OGTT)是检查人体血糖调节功能的一种方法。正常人在进食一定量的葡萄糖后,血液葡萄糖浓度仅暂时升高(一般不超过 9.0mmol/L),在 2 小时内葡萄糖浓度又恢复到空腹水平,称为耐糖现象。人在进食一定量的葡萄糖后,间隔一定时间测定血糖和尿糖,观察血液葡萄糖水平及有无尿糖出现,称为耐糖试验。

【操作方法】

1. 检查前三天停用胰岛素治疗及影响实验的药物。维持正常饮食及活动(每天食物糖含量不低于150g)。试验前应空腹 10～16 小时。

2. 坐位取血2ml,抗凝,测定血浆葡萄糖(称空腹血浆血糖,FPG)。

3. 将75g 无水葡萄糖溶于250ml 水中,5 分钟内饮完。对于儿童葡萄糖用量可按 1.75g/kg 体重计算,总量不超过75g。

4. 从服第一口糖水开始计时,每隔30 分钟取血 1 次,共4 次,历时 2 小时(必要时可延长至6 小时)。采血同时每隔 1 小时留取尿液做尿糖测定。整个试验过程中不可吸烟、喝咖啡、喝茶或进食。

5. 一般根据 5 次葡萄糖水平,以测定血糖的时间为横坐标(空腹时为 0 时),血糖浓度为纵坐标,绘制糖耐量曲线。

【结果计算】

1. FPG≤6.1mmol/L,并且 2hPG<7.8mmol/L,为糖耐量正常。

2. 当 6.1mmol/L≤FPG<7.0mmol/L,且 2hPG<7.8mmol/L,说明人体对进食葡萄糖后的血糖调节能力尚好,但对空腹血糖调节能力轻度减退,为空腹血糖受损(Impaired fasting glucose, IFG)。

3. 当 FPG<7.0mmol/L,7.8mmol/L≤2hPG<11.1mmol/L,说明人体对葡萄糖的调节能力轻度下降,为糖耐量受损(impaired glucose tolerance,IGT)。

4. 当 FPG≥7.0mmol/L,2hPG≥11.1mmol/L,说明人体处理进食后葡萄糖的能力明显降低,为糖尿病。

【参考区间】

健康成年人:FPG≤6.1mmol/L,服糖后 30～60 分钟血糖升高达高峰,一般 <10mmol/L, 2hPG≤7.8mmol/L。

【质量控制】

1. 整个试验中不可吸烟、喝咖啡、喝茶或进食,应安静地坐在椅子上。

2. 2hPG 是从进食第一口糖水开始计算。

3. 临床上首先推荐 FPG 测定,因为大多数糖尿病患者会出现 FPG 增加。若 FPG < 5.6mmol/L 或随机血糖 <7.8mmol/L,即可排除糖尿病的诊断。

4. 某些因素会影响 OGTT 检测结果如年龄、饮食、健康状况、胃肠道功能、某些药物和精神因素等。

5. 胃肠道疾病患者可采用静脉葡萄糖耐量试验(IGTT)。

【临床意义】

1. 糖尿病患者葡萄糖耐量降低,其特征为:FPG 往往超过正常,服糖后血糖更高,且维持时间长,2 小时后不能恢复至正常空腹水平,同时尿糖阳性。糖耐量降低还见于甲状腺功能亢进、严重肝疾病等。

2. 肾性糖尿　由于肾小管重吸收功能降低,肾阈下降,以致肾小球滤液中正常浓度的葡萄糖不能完全重吸收,此时出现的糖尿,称为肾性糖尿。

3. 其他内分泌疾病　如肾上腺皮质激素或肾上腺髓质激素分泌过多等都会导致糖耐量异常。

实训二十　糖化血红蛋白测定

糖化血红蛋白的测定方法很多,常见的有基于电荷差异的离子交换层析法、高效液相层析法、等电聚焦电泳法、常规电泳法以及基于结构差异的亲和层析法和免疫学方法等,化学比色法已很少使用。以下介绍离子交换层析法和免疫学法。

一、离子交换层析法

【目的】

掌握:离子交换层析法测定糖化血红蛋白的基本原理。

熟悉:离子交换层析法测定糖化血红蛋白的操作步骤及注意事项。

了解:糖化血红蛋白测定对糖尿病监测的临床意义。

【原理】

用偏酸缓冲液处理 Bio-Rex70 阳离子交换树脂,使之带负电荷。它与带正电荷的 Hb 有亲和力。HbA 及 HbA$_1$ 均带正电荷,由于 HbA$_1$ 的两个 β-链 N-末端正电荷被糖基清除,正电荷较 HbA 少,二者对树脂的附着力不同。用 pH6.7 磷酸盐缓冲液可首先将带正电荷较少、吸附力较弱的 HbA$_1$ 洗脱下来,用分光光度计测定洗脱液中的 HbA$_1$ 占总 Hb 的百分数。

【试剂与材料】

1. 0.2mol/L 磷酸氢二钠溶液　称取无水 Na$_2$HPO$_4$28.396g 溶于蒸馏水中,并加蒸馏水定容至 1L(即试剂 1)。

2. 0.2mol/L 磷酸二氢钠溶液　称取 NaH$_2$PO$_4$ · 2H$_2$O 31.206g 溶于蒸馏水中,并加蒸馏水定容至 1L(即试剂 2)。

3. 溶血剂　pH 4.62,取 25ml 试剂 2,加 0.2mlTriton X-100,加蒸馏水定容至 100ml。

4. 洗脱剂Ⅰ(磷酸盐缓冲液,pH 6.7)　取 100ml 试剂 1、150ml 试剂 2 于 1 000ml 容量瓶内,加蒸馏水定容至 1L。

5. 洗脱剂Ⅱ(磷酸盐缓冲液,pH 6.4)　取 300ml 试剂 1、700ml 试剂 2 于 1 000ml 容量瓶内,加蒸馏水定容至 1L。

6. Bio-Rex 70 阳离子交换树脂　200～400 目,钠型,分析纯级。

7. 器材　分光光度计、毛细滴管、塑料微柱、微量加样器。

【操作方法】

1. 树脂处理 称取 Bio-Rex70 阳离子交换树脂 10g, 加 0.1mol/L NaOH 溶液 30ml, 搅匀, 置室温 30 分钟, 期间搅拌 2~3 次。然后, 加浓盐酸数滴, 调至 pH 为 6.7, 弃去上清液, 用约 50ml 蒸馏水洗 1 次, 用洗脱剂 II 洗 2 次, 再用洗脱剂 I 洗 4 次即可。

2. 装柱 将上述处理过的树脂加洗脱剂 I, 搅匀, 用毛细滴管吸取树脂, 加入塑料微柱内, 使树脂床高度达 30~40mm, 树脂床填充应均匀, 无气泡无断层即可。

3. 溶血液的制备 将 EDTA 抗凝血或毛细管血 20μl, 加于 2.0ml 生理盐水中, 摇匀, 离心, 吸弃上清液, 仅留下红细胞, 加溶血剂 0.3ml, 摇匀, 置 37℃ 水浴中 15 分钟, 以除去不稳定的 HbA_1。

4. 柱的准备 将微柱颠倒摇动, 使树脂混悬, 然后去掉上下盖, 将柱插入 15mm × 150mm 的大试管中, 让柱内缓冲液完全流出。

5. 上样 用微量加样器取 100μl 溶血液, 加于微柱内树脂床上, 待溶血液完全进入树脂床后, 将柱移入另一支 15mm × 150mm 的空试管中。

6. 层析洗脱 取 3.0ml 洗脱剂 I, 缓缓加于树脂床上, 注意勿冲动树脂, 收集流出物, 此即为 HbA_1(测定管)。

7. 对照管 取上述溶血液 50μl, 加蒸馏水 7.5ml, 摇匀, 此即为总 Hb 管。

8. 比色 用分光光度计, 波长 415nm, 比色杯光径 10mm, 以蒸馏水作空白, 测定各管吸光度。

9. 微柱的清洗和保存 用过的柱先加洗脱剂 II 3.0ml, 使 Hb 全部洗下, 再用洗脱剂 I 洗 3 次, 每次 3.0ml, 最后加洗脱剂 I 3.0ml, 加上下盖, 保存备用。

【结果】

$$HbA_1(\%) = \frac{A_{测定管}}{A_{标准管} \times 5} \times 100\%$$

【参考区间】

健康成年人 HbA_1(%): 均值 6.5%; 范围 5.0%~8.0%。

【质量控制】

1. 层析时环境温度对结果有较大的影响, 需要严格控制温度, 温度波动比较大时, 应置于 22℃ 温箱内操作, 器材和试剂也要预温。糖化血红蛋白仪有配套试剂盒, 恒温控制, 分析结果快速、准确, 是一种理想的测定方法。

2. 微柱的清洗, 应在 20℃ 以上进行, 此层析柱一般可重复使用 20 次。

3. 抗凝剂 EDTA 和氟化物不影响测定结果, 肝素能使结果增高。

4. HbF、HbH 及 Hb Bart's 可与 HbA_1 一起洗脱下来, 使结果假性升高; 有 HbC 和 HbS 的患者, HbA_1 可偏低。故有前述异常血红蛋白病者不宜用此方法。

5. 标本置室温超过 24 小时, 可使结果增高, 置 4℃ 冰箱可稳定 5 天。

6. 该法批内变异系数 $CV < 1.5\%$, 批间 $CV < 5\%$, 与参考方法 HPLC 比较, 其相关系数 $r = 0.945$, 两法具有高度的相关性($P < 0.001$)。

7. 手工微柱操作受到人工因素和环境因素影响较大。

二、免疫学法

【目的】

掌握: 免疫学法测定 HbA_{1C} 的基本原理。

熟悉: 免疫学法测定 HbA_{1C} 的操作步骤及结果计算。

了解: HbA_{1C} 测定的注意事项。

【原理】

本实验采用浊度抑制免疫法测定全血溶血液中的 HbA$_{1C}$ 浓度,溶血剂为 TTAB(tetradecyl trimethyl ammonium bromide,四癸基三甲铵溴化物),用来消除白细胞物质的干扰。

先加入抗体缓冲液,样本中的糖化血红蛋白(HbA$_{1C}$)和抗 HbA$_{1C}$ 抗体反应形成可溶性的抗原-抗体复合物,因为在 HbA$_{1C}$ 分子上只有一个特异性的 HbA$_{1C}$ 抗体结合位点,不能够形成凝集反应,加入多聚半抗原缓冲液后,多聚半抗原和反应液中过剩的抗 HbA$_{1C}$ 抗体结合,生成不溶性的抗体-多聚半抗原复合物,可用比浊法进行测定。

同时测定 Hb 浓度,根据 Hb 和 HbA$_{1C}$ 含量,计算出 HbA$_{1C}$%。

【试剂】

1. HbA$_{1C}$ 测定试剂

(1)R1 试剂:0.025mol/L MES 缓冲液、0.015mol/L Tris 缓冲液(pH 6.2)、HbA$_{1C}$ 抗体(绵羊血清,≥0.5mg/ml)和稳定剂。

(2)R2 试剂:0.025mol/L MES 缓冲液、0.015mol/L Tris 缓冲液(pH 6.2)、HbA$_{1C}$ 多聚半抗原(≥8μg/ml)和稳定剂。

(3)定标液:人血和绵羊血制备的溶血液,9g/L TTAB 和稳定剂。

2. Hb 测定试剂 0.02mol/L 磷酸盐缓冲液(pH 7.4)和稳定剂。

3. 溶血试剂 9g/L TTAB 溶液。

4. 质控物 正常值和异常值两种。

5. 0.9% NaCl。

【操作方法】

1. 于小试管中,加溶血试剂 1.0ml,加入 EDTA 或肝素抗凝血 10μl,轻轻旋涡混匀,避免形成气泡,待溶血液的颜色由红色变为棕绿色后(1～2 分钟)即可使用。此溶血液于 15～25℃可稳定 4 小时,2～8℃可稳定 24 小时。

2. 根据不同型号生化分析仪及配套试剂盒说明书设定参数,并测定 HbA$_{1C}$ 浓度和 Hb 浓度。

【结果】

1. IFCC 计算方案

$$HbA_{1C}(\%) = \frac{HbA_{1C}(g/dl)}{Hb(g/dl)} \times 100\%$$

2. DCCT/NGSP 计算方案(糖尿病控制和并发症试验/美国糖化 Hb 标准化方案)

$$HbA_{1C}(\%) = 87.6 \times \frac{HbA_{1C}(g/dl)}{Hb(g/dl)} + 2.27$$

【参考区间】

1. IFCC 计算方案 2.8%～3.8%。

2. DCCT/NGSP 计算方案 4.8%～6.0%。

【质量控制】

1. TTAB 有刺激性,不能接触眼睛和皮肤。

2. 质控物不需用溶血试剂预处理。

3. 每周应用 0.1mol/L NaOH 溶液清洗一次比色皿。

4. 检测低限 HbA$_{1C}$ 为 2g/L,Hb 为 3g/L。如果样品中的 HbA$_{1C}$ 浓度超过标准品的最高值时,需用溶血试剂将溶血液作 1:1 稀释(或原始血样作 1:200 稀释),重新测定 HbA$_{1C}$ 和 Hb 浓度。如果 HbA$_{1C}$ 浓度低于 3g/L,此时必须用溶血试剂将原始血样作 1:50 稀释,再测定 HbA$_{1C}$ 和 Hb 浓度。

5. 本法特异性高,干扰少。试剂盒中的抗 HbA$_{1C}$ 抗体与 HbA$_0$、HbA$_{1a}$、HbA$_{1b}$、HbA$_{1d}$、乙酰

51

Hb、氨基甲酰 Hb、糖化蛋白和不稳定 HbA$_{1C}$ 无交叉反应。胆红素浓度达 855μmol/L,甘油三酯达 9.12mol/L,类风湿因子 <750U/ml,维生素 C <2.84mmol/L 时对本实验无干扰。

【临床意义】

1. 作为糖尿病患者长期控制血糖的评价指标其结果评价如下:

4%~6%:血糖控制正常。

6%~7%:血糖控制比较理想。

7%~8%:血糖控制一般。

8%~9%:血糖控制不理想。

>9%:血糖控制很差。

糖尿病患者血糖控制未达到目标或治疗方案调整时,应每 3 个月检查一次糖化血红蛋白;血糖控制达到目标后也应每年至少检查 2 次糖化血红蛋白。

2. 此试验不能用于诊断糖尿病或判断短时间内的葡萄糖控制水平,亦不能用于取代血液葡萄糖测定。

【思考题】

1. 离子交换层析法和免疫法测定糖化血红蛋白的优缺点是什么?

2. 为什么说糖化血红蛋白是糖尿病监控达标的金标准?

实训二十一　糖化血清蛋白测定(果糖胺法)

血液中的葡萄糖与清蛋白和其他蛋白质分子 N 末端发生非酶促糖化反应,形成高分子酮胺结构即糖化血清蛋白(GSP),糖化清蛋白和其他血清蛋白质称为果糖胺。清蛋白是血清蛋白中最多的成分,故认为测定果糖胺主要测定糖化清蛋白。多种方法可用于果糖胺的测定,目前使用较多的是亲和层析法、化学比色法和果糖胺法,后者是目前临床常用的方法。

【原理】

血清中的果糖胺在碱性环境下能还原硝基四氮唑蓝(NBT)为紫红色甲臜,在 530nm 波长处有最大吸收峰,与同样处理的果糖胺标准液进行比较,即可计算出样本中糖化血清蛋白的含量。

【试剂】

1. 0.1mol/L 碳酸氢盐缓冲液(pH 10.8)　称取无水碳酸钠 9.54g,碳酸氢钠 0.84g,用蒸馏水溶解并定容至1L。

2. 0.11mol/L NBT 试剂　称取氯化硝基四氮唑蓝(NBT)10mg,用上述 0.1mol/L 碳酸氢盐缓冲液溶解并定容至 100ml。置冰箱保存可稳定 3 个月。

3. 4mmol/L DMF(1-脱氧-1-吗啉果糖)标准液　称取 99.6mg 的 DMF 溶于 40g/L 牛血清蛋白溶液 100ml 中。

【操作】

取试管 3 支,具体操作见表 7-4。

表 7-4　果糖胺法测定

加入物(ml)	空白管	测定管	标准管
血清(血浆)	—	0.1	—
蒸馏水	0.1	—	—
DMF 标准液	—	—	0.1
NBT 试剂(预温至37℃)	4.0	4.0	4.0

将各管混匀,于37℃水浴中准确放置15分钟后立即取出,流水冷却至25℃以下,空白管调零,在550nm波长处,15分钟内测定各管吸光度。按下式计算结果。

$$血清果糖胺 = \frac{测定管吸光度}{标准管吸光度} \times DMF标准液浓度$$

【参考区间】

1.10~2.15mmol/L

【质量控制】

1. 必须严格控制实验条件,如反应温度、pH等。

2. 样本中果糖胺含量超过4.0mmol/L时,应用生理盐水稀释后再测定。

3. 必须注意测定的标准化,因为用不同标准物时所得结果不完全一致,最好各实验室建立自己的参考区间。

【临床意义】

1. 由于血清蛋白半衰期较短,本试验可有效反映患者过去1~2周血糖的水平。

2. 本试验不受临时血糖浓度波动影响,故为临床糖尿病人的诊断和较长时间血糖控制水平的研究,提供了一个很好的指标。同一患者前后连续检测结果的比较更有价值。

(刘观昌)

项目八

血脂及脂蛋白检验

血脂是血浆中脂类物质的总称。其成分包括甘油三酯、磷脂、糖脂、游离胆固醇及胆固醇酯、游离脂肪酸等。血脂中的游离胆固醇及胆固醇酯合称为总胆固醇(TC)。血脂的主要成分是甘油三酯(TG)和总胆固醇(TC)。在血浆中,它们与载脂蛋白和极性类脂(PL)结合成溶解度较大的脂蛋白而被运输。血浆脂蛋白用超速离心法可分为四大类:乳糜微粒(chylomicron,CM)、极低密度脂蛋白(very low density lipoprotein,VLDL)、低密度脂蛋白(low density lipoprotein,LDL)和高密度脂蛋白(high density lipoprotein,HDL)。脂蛋白中的蛋白部分称为载脂蛋白(apolipoprotein,Apo),各类脂蛋白中均含有一种或几种不同的特异性载脂蛋白。血脂测定通常包括TC、TG、HDL-C、LDL-C和Apo测定,是临床生化检验常规项目,可以反映体内脂类代谢状况,广泛应用于高脂蛋白血症、动脉粥样硬化和冠心病等疾病的诊治。

实训二十二　血清(浆)甘油三酯测定(磷酸甘油氧化酶法)

【目的和要求】

掌握:磷酸甘油氧化酶法测定血清 TG 的基本原理。

熟悉:磷酸甘油氧化酶法测定 TG 的手工法操作步骤。

了解:血清 TG 测定对脂类代谢紊乱等疾病诊断的临床意义。

【实验原理】

血清中甘油三酯经脂蛋白脂酶(1ipoprotein lipase,LPL)作用,可以水解为甘油和游离脂肪酸(free fatty acid,FFA),甘油在 ATP 和甘油激酶(glycerol kinase,GK)的作用下,生成 3-磷酸甘油,再经磷酸甘油氧化酶(glycerophosphate oxidase,GPO)作用氧化生成磷酸二羟丙酮和过氧化氢(H_2O_2),H_2O_2 与 4-氨基安替比林(4-AAP)及 4-氯酚在过氧化物酶(peroxidase,POD)作用下,生成红色醌类化物,其显色程度与 TG 的浓度成正比。分光光度计波长 500nm 测定吸光度,对照标准计算出 TG 含量。反应式如下:

$$甘油三酯 + 3H_2O \xrightarrow{LPL} 甘油 + 3\,脂肪酸$$

$$甘油 + ATP \xrightarrow{GK,Mg^{2+}} 3 - 磷酸甘油 + ADP$$

$$3 - 磷酸甘油 + O_2 + 2H_2O \xrightarrow{GPO} 磷酸二羟丙酮 + 2H_2O_2$$

$$H_2O_2 + 4 - AAP + 4 - 氯酚 \xrightarrow{POD} 苯醌亚胺 + 2H_2O + HCl$$

【试剂与仪器】

1. 甘油三酯测定单试剂组成

PIPES 缓冲液(pH 6.8)	50mmol/L
LPL	>2000U/L
GK	>250U/L

GPO	>3000U/L
POD	>1000U/L
$MgCl_2$	40mmol/L
胆酸钠	3.5mmol/L
ATP	≥1.4mmol/L
4-AAP	≥1.0mmol/L
4-氯酚	3.5mmol/L
高铁氰化钾	10μmol/L
表面活性剂	0.1g/L

TG 测定双试剂用于自动分析,分别为 R1 和 R2:

R1 含缓冲系统、GK、GPO、POD、$MgCl_2$、胆酸钠、ATP、4-氯酚、高铁氰化钾和表面活性剂。

R2 含 4-AAP 、LPL 和缓冲系统。各组分的最终浓度与单一试剂相同。

2. 三油酸甘油酯标准液 2.26mmol/L(200mg/d1)　准确称取高纯度三油酸甘油酯(分子量:885.4)200mg 加 TritonX-100 5ml,用蒸馏水定容至 100ml,分装 4℃保存,切勿冰冻保存。

3. 仪器　全自动生化分析仪、半自动生化仪或水浴箱、分光光度计。

【操作方法】

按表 8-1 操作。

表 8-1　甘油三酯(GPO 法)测定操作步骤

加入物(μl)	空白管	标准管	质控管	测定管
去离子水	10	—	—	10
标准液	—	10	—	—
质控血清	—	—	10	—
血清	—	—	—	10
酶试剂	1000	1000	1000	1000

混匀后 37℃水浴 5 分钟,用分光光度计比色,以空白管调零,于 500nm 波长处测各管的吸光度。

【结果】

$$血清 TG(mmol/L) = \frac{A_{测定管}}{A_{标准管}} \times 标准液浓度$$

【参考区间】

《中国成人血脂异常防治指南》提出的标准(2007)为:

血清 TG 合适范围:≤1.70mmol/L(150mg/dl);

边缘升高:>1.70 ~ 2.25mmol/L(150 ~ 199mg/dl);

升高:>2.26mmol/L(200mg/dl)为升高。

【质量控制】

1. 血清或者血浆均可用于 TG 测定,但后者结果比前者低 3%。故如用血浆标本应乘以校准系数 1.03 或在报告单上注明。

2. 血清 TG 易受饮食的影响,在进食脂肪后可导致血清中甘油三酯明显上升,2 ~ 4 小时即可出现血清混浊,8 小时后接近空腹水平。因此,要求空腹采血,并要求 72 小时内不饮酒,否则会使检测结果偏高。

3. 血清或者血浆标本贮于密闭瓶内,2 ~ 8℃存放,1 周内 TG 稳定,置 -20℃数月内稳定。

4. 方法中所用酶试剂在4℃避光保存,至少可稳定3天至1周,出现红色时不可再用,试剂空白的吸光度应≤0.05。

5. 本实验方法的线性上限为11.4mmol/L,若所测TG值超过了11.0mmol/L,则可用生理盐水稀释后再测。

6. 酶法测定TG没有进行抽提和吸附,所以血清中游离的甘油(FG)对TG测定结果有一定干扰。

7. 本法线性范围为≤11.4mmol/L;变异系数:批内$CV≤3\%$,批间$CV≤5\%$。

8. 加入不同浓度TG,平均回收率98.6%,加入甘油的平均回收率103.6%。

因为LPL除水解TG外,亦能水解甘油一酯和甘油二酯(血清中这两者的浓度约占TG的3%),所以本法测定结果包含了后两者的值。

9. 本法为一步终点法,具有简便、快速、微量且试剂较稳定等优点,适用于手工和自动化测定;其主要缺点是所测TG值包括了血清中游离的甘油。为了消除游离甘油(FG)的干扰,常采用以下两种方法:

(1)外空白法:即同时采用不含LPL的酶试剂测定血清中FG作空白值,由于此法均需双份测定,使成本加倍,但也同时获得血清FG数值。

(2)内空白法:又称为两步法或双试剂法,将酶试剂分作两部分,其中LPL和4-AAP组成试剂Ⅱ,其余部分为试剂Ⅰ。血清先加试剂Ⅰ,37℃孵育后,因无LPL存在,TG不被水解,FG在GK和GPO的作用下反应生成H_2O_2,但因不含4-AAP,不能完成显色反应,故可除去FG的干扰;再加入试剂Ⅱ,即可测出TG水解生成的甘油。内空白法虽然增加了操作步骤,但不增加试剂成本,且排除FG干扰效果好,预孵育5分钟即可排除4mmol/L FG的干扰。

【临床意义】

1. 血清TG增高常见于家族性脂类代谢紊乱、肾病综合征、糖尿病、甲状腺功能减退、急性胰腺炎、糖原积累病、胆道梗阻、原发性甘油三酯增高症、动脉粥样硬化等。

2. 血清TG降低比较少见,慢性阻塞性肺疾病、脑梗死、甲状腺功能亢进、营养不良和消化吸收不良综合征等可引起血清TG的降低。

【思考题】

1. 简述磷酸甘油氧化酶法测定血清TG的基本原理。

2. 外空白法和内空白法检测血清TG各有何优缺点?

实训二十三　血清(浆)总胆固醇测定(胆固醇氧化酶法)

血清中TC包括游离胆固醇及胆固醇酯,在血液中主要由LDL运输,其次由HDL运输。血清TC测定的参考系统最完善,其决定性方法为同位素稀释-质谱法;参考方法为化学法中的正己烷抽提L-B反应显色法(ALBK法),因化学法包括多个步骤,较繁琐,现在临床上已基本不用。目前临床的常规方法是胆固醇氧化酶法。

【目的和要求】

掌握:胆固醇氧化酶法测定血清胆固醇的原理。

熟悉:胆固醇氧化酶法测定血清胆固醇的基本操作步骤。

了解:血清总胆固醇测定的临床意义。

【实验原理】

血清中的胆固醇酯(CE)被胆固醇酯酶(CEH)水解生成游离胆固醇(FC)和游离脂肪酸(FFA),胆固醇在胆固醇氧化酶(COD)的氧化作用下生成Δ^4胆甾烯酮和H_2O_2,然后H_2O_2在过氧化物酶(POD)的催化下,与4-氨基安替比林(4-AAP)及酚(三者合称PAP)反应,生成红色醌亚胺(Trinder 反应)。醌亚胺的最大吸收峰在 500nm 左右,吸光度与标本中的胆固醇含量成正比。

$$胆固醇酯 + H_2O \xrightarrow{CEH} 胆固醇 + 游离脂肪酸$$

$$胆固醇 + O_2 \xrightarrow{COD} \Delta^4 - 胆甾烯酮 + H_2O_2$$

$$2H_2O_2 + 4 - AAP + 酚 \xrightarrow{POD} 醌亚胺(红色化合物) + 4H_2O$$

【试剂与仪器】

1. 胆固醇测定单试剂组成

哌嗪-N,N'-双(2-乙基磺酸) (PIPES)(pH6.8)	75mmol/L
Mg^{2+}	10mmol/L
胆酸钠	3mmol/L
CEH	>800U/L
COD	>500U/L
POD	>1 000U/L
4-AAP	0.5mmol/L
酚	3.5mmol/L
聚氧乙烯类表面活性剂	3g/L

胆固醇测定双试剂用于自动分析,分别为 R1 和 R2:

R1 含胆酸钠、酚及其衍生物,聚氧乙烯类表面活性剂和缓冲系统。

R2 含 CEH、COD、POD、4-AAP 和缓冲系统。各组分的最终浓度与单一试剂相同。

缓冲系统有 PBS、Tris 和 GOOD's 系统。

2. 胆固醇标准液 5.17mmol/L(200mg/L)　精确称取胆固醇 200mg,用异丙醇配成 100ml 溶液,分装后,4℃保存,临用前取出。也可用定值的参考血清作标准。

3. 仪器　全自动生化分析仪、半自动生化仪或水浴箱、分光光度计

【操作方法】

终点法手工检测 TC 按表 8-2 操作。

表 8-2　总胆固醇(氧化酶法)测定操作步骤

加入物(μl)	空白管	标准管	质控管	测定管
去离子水	10	—	—	—
标准液或定值血清	—	10	—	—
质控血清	—	—	10	—
血清	—	—	—	10
单试剂	1000	1000	1000	1000

各管混匀后,37℃保温 5 分钟,用分光光度计比色,于 500nm 波长处以试剂空白调零,读出各管吸光度。

【结果】

$$血清\ TC(mmol/L) = \frac{测定管吸光度}{标准管吸光度} \times 胆固醇标准液浓度$$

【参考区间】

《中国成人血脂异常防治指南》提出的标准(2007)为:

TC < 5.18mmol/L 为合适范围；

5.18~6.19mmol/L 为边缘升高；

≥6.22mmol/L 为升高。

【质量控制】

1. 检测标本可为血清或者血浆(以 EDTA-K$_2$ 抗凝)，但后者结果比前者低 3%。故如用血浆标本应乘以校准系数 1.03 或在报告单上注明。

2. TC 测定要求做到标准化，必须有准确可靠的标准参考物质(serum reference material, SRM)。酶法测定血清 TC 时，由于血清中多为 CE，且血清基质对这项酶促反应有明显影响，故不宜采用纯胆固醇结晶配制的标准液作为校准物，应以准确定值的血清作为 SRM。

3. 试剂中工具酶的质量至关重要，不同厂家的产品性能如单位比活性、杂酶含量、热稳定性以及最适反应温度、缓冲系统和 pH 均不尽相同，可影响测定结果。

4. 本方法线性范围为 ≤19.38mmol/L；变异系数：批内 $CV < 1.5\%$，批间 $CV ≤ 2.5\%$。

5. 本方法特异性好、灵敏度高，既可用于手工操作，也可自动化分析；既可作终点法检测，也可作速率法检测。

6. 在终点法中血红蛋白高于 2g/L 时引起正干扰；胆红素高于 171μmol/L 时有明显负干扰；血中维生素 C 与甲基多巴浓度高于治疗水平时，会使结果降低。但是在速率法中上述干扰物质影响较小。高 TG 血症对本法无明显影响。

7. 检测 TC 的血清(浆)标本密闭保存时，在 2~8℃ 可稳定 1 个月，贮 -20℃ 可稳定 1 年。

【临床意义】

1. 高 TC 血症是冠心病的主要危险因素之一。TC 增高常见于动脉粥样硬化、原发性高脂血症(如家族性高胆固醇血症、家族性 ApoB 缺陷症、多源性高胆固醇血症、混合性高脂蛋白血症等)、糖尿病、肾病综合征、胆总管阻塞、甲状腺功能减退、肥大性骨关节炎、老年性白内障和牛皮癣。

2. TC 降低常见于低脂蛋白血症、贫血、败血症、甲状腺功能亢进、肝脏疾病、严重感染、营养不良、肠道吸收不良和药物治疗过程中的溶血性黄疸及慢性消耗性疾病，如癌症晚期等。

【思考题】

1. 简述胆固醇氧化酶法测定血清总胆固醇的原理。

2. 胆固醇氧化酶法测定血清总胆固醇有哪些注意事项。

实训二十四 血清(浆)高密度脂蛋白测定

由于脂蛋白是蛋白质、胆固醇、甘油三酯和磷脂的复合体，较难定量。但其中的胆固醇含量较为稳定，因此目前以测定脂蛋白中胆固醇含量的方法对脂蛋白进行定量，即以 HDL 中的胆固醇含量代表 HDL 含量，称为高密度脂蛋白胆固醇(HDL-C)。

血清 HDL-C 测定时，通常需根据各种脂蛋白的密度、颗粒大小、电荷等，采用不同方法将 HDL 与其他脂蛋白分离开，然后测定 HDL 中胆固醇的含量。HDL-C 测定没有决定性方法，其参考方法为超速离心法。此法主要用于靶值的确定及各种 HDL-C 检测方法学评价，一般实验室难以开展。

目前临床实验室测定 HDL-C 的方法大致可分为以下三类。第一类为化学沉淀法。常以聚阴离子/多阴离子为沉淀剂，如磷钨酸(PTA)、硫酸葡聚糖(DS)、肝素或非离子多聚体如聚乙二醇(PEG)与某些两价阳离子(如 Mg^{2+}、Ca^{2+}、Mn^{2+})联合使用。该法曾被推荐为常规方法，但此类方法常因含 ApoB 的脂蛋白组分，沉淀不完全而导致结果假性偏高。第二类采用简便的磁珠 DS-Mg^{2+} 分离法，可省去离心步骤，但因需要特殊装置和试剂而不适用于推广应用。第三类为匀相测定法,即直接测定法。其特点为:标本用量少,不须沉淀处理,可用于自动生化分析仪测定,准确度和精密度均达到标准,该法已由中华医学会检验学会血脂专题委员会推荐作为临床实验室测定 HDL-C 的常规方法。

一、磷钨酸-镁沉淀法

【目的和要求】

掌握:磷钨酸-镁沉淀法测定 HDL-C 的基本原理。

熟悉:磷钨酸-镁沉淀法测定 HDL-C 的手工法操作过程。

了解:磷钨酸-镁沉淀法测定 HDL-C 对判断高脂血症、预防动脉粥样硬化和冠心病的重要临床意义。

【实验原理】

采用大分子多阴离子化合物(磷钨酸盐)与两价阳离子(镁离子)作为沉淀剂沉淀血清中的 LDL、VLDL 和 Lp(a)后,上清液中只含有 HDL,然后用酶法测定其中的胆固醇含量(与酶法测 TC 相同)。以 HDL 中的胆固醇含量(即 HDL-C)作为 HDL 的定量依据。

【试剂与仪器】

1. 沉淀剂　称取磷钨酸钠 0.44g 和氯化镁($MgCl_2 \cdot 6H_2O$)1.10g,均为 AR,溶于蒸馏水 80ml 中,以 1mmol/L NaOH 调 pH 至 6.15,再加蒸馏水定容至 100ml,此试剂可稳定一年。

2. 酶试剂　同实验"胆固醇氧化酶法测定血清总胆固醇"。

3. 参考血清　使用低浓度胆固醇的定值血清或将 TC 测定用定值血清进行 1:2 或 1:3 稀释后再用。

4. 仪器　全自动生化分析仪、半自动生化仪或离心机、水浴箱、分光光度计。

【操作方法】

取试管三支,分别加血清、标准液或定值血清、质控血清各 200μl,在三管中分别加入沉淀剂各 200μl,充分混匀,置室温放置 10 分钟后,3000r/min,离心 15 分钟,吸取上清液按表 8-3 进行操作。如果上清液混浊,则需再以转速 10 000r/min,离心 15 分钟。

表 8-3　HDL-C(磷钨酸-镁沉淀法)测定操作表

加入物(μl)	空白管	标准管	质控管	测定管
蒸馏水	50	—	—	—
定值血清上清液	—	50	—	—
质控血清上清液	—	—	50	—
血清上清液	—	—	—	50
酶试剂	2000	2000	2000	2000

混匀各管后,37℃水浴 5 分钟,于波长 500nm 处以空白管调零,测定各管吸光度。

【结果】

$$HDL - C(mmol/L) = \frac{A_{测定管}}{A_{标准管}} \times 定值血清胆固醇浓度$$

【参考区间】

《中国成人血脂异常防治指南》提出的标准(2007)为:

血清 HDL-C 合适范围:≥1.04mmol/L(40mg/dl);

降低:<1.04mmol/L(40mg/dl);

升高:≥1.55mmol/L(60mg/dl)。

【质量控制】

1. 血清在室温条件下,各类型脂蛋白之间还会发生脂质交换,游离的胆固醇也会不断酯化,所以要及时测定,否则应该冰冻保存,但是不可反复冻融,解冻后应立即测定。

2. 离心过程中应该防止温度升高使沉淀不完全,室温应为 15～25℃,且离心后应立即吸取上清液进行测定,否则结果会偏高。

3. 血清严重混浊时,可以将血清用生理盐水按 1∶1 稀释后再行沉淀,测定值乘以 2 即为实际值。

4. 本法样品用量少,操作简便易行,沉淀剂的沉淀效果好,且不干扰酶法分析。

5. 变异系数　批内 $CV < 1.87\%$,批间 $CV < 2.93\%$ 。

【思考题】

临床实验室测定高密度脂蛋白-胆固醇的方法有哪些?

二、匀相测定法

【目的和要求】

掌握:匀相测定法测定高密度脂蛋白-胆固醇的原理。

熟悉:匀相测定法测定高密度脂蛋白-胆固醇的操作步骤。

了解:匀相测定法测定高密度脂蛋白-胆固醇的方法学评价。

【实验原理】

基本原理有以下几类:

1. PEG 修饰酶法(PEG 法)

(1)CM、VLDL、LDL + α-环状葡聚糖硫酸盐 + Mg^{2+}→CM、VLDL、LDL 和 α-环状葡聚糖硫酸盐的可溶性聚合物。

(2)HDL-C + PEG 修饰的 CEH 和 COD→胆甾烯酮 + H_2O_2。

(3)H_2O_2 + 酚衍生物 + 4-AAP + POD→苯醌亚胺色素。

2. 选择性抑制法(SPD 法)

(1)CM、VLDL 和 LDL + 多聚体阴离子 + 多聚体→CM、VLDL、LDL 和多聚阴离子生成聚合物并被多聚体掩蔽。

(2)HDL-C + 表面活性剂 + CEH 和 COD→胆甾烯酮 + H_2O_2。

(3)同 1(3)。

3. 抗体法(AB 法)

(1)CM、VLDL 和 LDL + 抗 apoB 抗体→CM、VLDL、LDL 和抗 apoB 抗体的聚合物。

(2)HDL-C + CEH 和 COD→胆甾烯酮 + H_2O_2。

(3)同 1(3)。

4. 过氧化氢酶法(CAT 法)

(1)CM、VLDL、LDL + 选择性试剂 + CEH 和 COD→胆甾烯酮 + H_2O_2。

(2)H_2O_2 + 过氧化氢酶→$2H_2O + O_2$。

(3)HDL-C + CEH 和 COD + 过氧化酶抑制剂→胆甾烯酮 + H_2O_2。

(4)同 1(3)。

【试剂与仪器】

方法不同,试剂组成亦各不相同,修饰酶法的试剂组成如下。

1. 试剂 1　MOPS 缓冲液 30mmol/L,pH 7.0;α-环状葡聚糖硫酸盐 0.5mmol/L;硫酸葡聚糖 0.5g/L;$MgCl_2$ 2mmol/L;EMSE 0.3g/L。

2. 试剂 2　MOPS 缓冲液 30mmol/L,pH7.0;PEG 修饰胆固醇酯酶 1.0U/L;PEG 修饰胆固醇

氧化酶5.0KU/L;辣根过氧化物酶30KU/L;4-AAP 0.5g/L。

注:EMSE:N-乙基-N-(3-甲基苯基)-N-琥珀酰乙二胺

3. 校准物 定值人血清。

4. 仪器 全自动生化分析仪或半自动生化仪。

【操作方法】

自动分析参数:

测定方法:二点终点法;反应温度:37℃;波长 600nm(主)/700nm(次)。

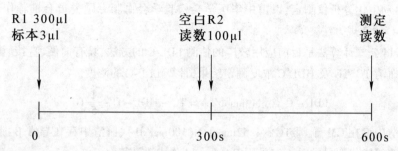

【参考区间】

同磷钨酸-镁沉淀法测定血清高密度脂蛋白-胆固醇。

【质量控制】

1. 试剂盒的质量要求 试剂盒贮 2~8℃ 应稳定 1 年,开封后至少稳定 1 个月。

2. 试剂盒提供的校准物其定值可溯源到参考方法的值并尽可能无基质影响。

3. 标本贮密闭瓶内置 2~8℃,可稳定数天, -20℃可稳定数周。

4. 总误差≤13%,不精密度:天间 CV≤4%;不准确度:用患者标本与参考方法(或可靠的同类试剂)比较,偏差≤ ±5%。

5. 灵敏度 检测限为 0.08mmol/L(3.0mg/dl);测定范围:0.08~3.12mmol/L(3.0~120.0mg/dl)。

【临床意义】

HDL 是一种抗动脉粥样硬化的脂蛋白,是冠心病的保护因素,冠心病的发病率与血清 HDL 水平呈负相关,HDL-C 低于 0.9mmol/L 是冠心病的危险因素,其增高被认为是冠心病的"负"危险因素。

HDL-C 下降多见于脑血管病、糖尿病、肝炎、肝硬化等。

高 TG 血症常伴有低 HDL-C;肥胖者、吸烟者的 HDL-C 也常偏低,但饮酒和长期体力活动会使之升高。

【思考题】

试述检测高密度脂蛋白-胆固醇的临床意义。

实训二十五 血清(浆)低密度脂蛋白测定

测定血清 LDL-C 通常也需利用各种脂蛋白密度、颗粒大小、电荷或 apoB 含量等方面的差异,应用各种分离方法将 LDL 与其他脂蛋白分离开,然后测定 LDL 中胆固醇含量。LDL-C 测定没有决定性方法,其参考方法为超速离心结合沉淀法,称 β-定量法(BQ 法)。此法所测定 LDL-C 实际上包括了脂蛋白(a)[Lp(a)]和中间密度脂蛋白(IDL)的胆固醇含量。由于此法使用设备昂贵、操作复杂、费时且技术要求高,普通实验室很难开展。

临床实验室测定 LDL-C 的测定方法大致也可分为三类。第一类为化学沉淀法,常用方法中聚乙烯硫酸沉淀法(PVS 法)为非离子反应,实验条件要求不高,在 pH 3~8 均可完全沉淀,且

PVS 不干扰酶法测定胆固醇,中华医学会检验学会曾在国内推荐 PVS 法作为 LDL-C 测定的常规方法。第二类方法分两种:一种为免疫分离法,此法精密度好,准确度高,特别是对于低 LDL-C 浓度的测定结果准确。与 BQ 法相比有较好的相关性,不受高 TG 水平的影响,可用于禁食或非禁食标本的检测。缺点是需专用分离管,试剂成本较高,难以自动化,且不适用于冰冻或冻干标本的测定。可用于 TG > 4.52mmol/L 的少数患者 LDL-C 的检测。另一种为磁珠肝素分离法,此方法不需离心,操作简便,精密度高,与 BQ 法结果一致。但此法所需标本量大,需特殊装置,特异性稍差,实验室较少应用此试剂盒。第三类为匀相测定法(直接法),标本用量少,不须沉淀处理,可用于自动生化分析仪测定,以由中华医学会检验学会血脂专题委员会推荐作为临床实验室测定 LDL-C 的常规方法。

Friedewald 公式计算法是目前应用较广的估测 LDL-C 的方法,具有简便、直接、快速等优点。主要是利用血清 TC、TG 及 HDL-C 浓度测定结果,计算 LDL-C 的浓度。

$$LDL - C 含量(mmol/L) = TC - HDL - C - \frac{1}{5}TG$$

但在血清中存在 CM、血清 TG > 4.52mmol/L(100mg/dl)、血清中存在异常 β-脂蛋白、Ⅲ 型高脂蛋白血症等脂代谢异常时不宜采用 Friedewald 公式法计算。

下面主要介绍聚乙烯硫酸盐沉淀法测定血清(浆)LDL-C。

一、聚乙烯硫酸盐沉淀法

【目的和要求】

掌握:聚乙烯硫酸盐沉淀法测定血清 LDL-C 含量的基本原理。

熟悉:聚乙烯硫酸盐沉淀法测定血清 LDL-C 的手工法操作过程。

了解:聚乙烯硫酸盐沉淀法测定血清 LDL-C 对判断高脂血症、预防动脉粥样硬化和冠心病的重要临床意义。

【实验原理】

空腹血清(浆)中含有 HDL、LDL 和 VLDL,用聚乙烯硫酸盐-聚乙二醇甲醚(PVS)选择性沉淀 LDL,离心后上层液中含有 VLDL、HDL 和可能存在的 CM,同时测定血清和上清液中的胆固醇含量,以总胆固醇减去上清液中的胆固醇含量即为 LDL-C 的量。胆固醇含量的测定同前述酶法测定 TC。

【试剂与仪器】

1. 沉淀剂 聚乙烯硫酸钾盐(PVS-K 盐)700mg,聚乙二醇甲醚 160ml 和 EDTA·Na·$2H_2O$(AR)1.86g,溶于 1000ml 去离子水中。

2. 胆固醇校准液 定值血清。

3. 胆固醇测定酶试剂 同实验“胆固醇氧化酶法测定血清总胆固醇”。

4. 离心机、水浴箱、分光光度计。

【操作方法】

1. LDL 分离 取小试管两支,分别加入血清和质控血清 200μl,分别加 PVS 沉淀剂 100μl,混匀后室温放置 15 分钟,3000r/min 离心 15 分钟。

2. 分别取以上上清液和质控血清与血清同时测胆固醇,操作见表 8-4。

表 8-4 LDL-C(聚乙烯硫酸盐沉淀法)测定操作步骤

加入物(μl)	空白管	校准管	质控管 1	质控管 2	测定管 1	测定管 2
去离子水	30	—	—	—	—	—
校准液	—	30	—	—	—	—
质控血清上清液	—	—	30			

续表

加人物(μl)	空白管	校准管	质控管 1	质控管 2	测定管 1	测定管 2
质控血清	—	—	—	30	—	—
血清上清液	—	—	—	—	30	—
血清	—	—	—	—	—	30
酶试剂	2000	2000	2000	2000	2000	2000

混匀后,37℃保温 5 分钟,以空白管调零,于 500nm 波长处测定各管吸光度。

【结果】

$$非 LDL - C(mmol/L) = \frac{A_{i测定管1}}{A_{标准管}} \times 胆固醇校准液浓度$$

$$TC(mmol/L) = \frac{A_{i测定管2}}{A_{标准管}} \times 胆固醇校准液浓度$$

$$血清 LDL - C(mmol/L) = TC - 非 LDL - C$$

质控管计算方法同上。

【参考区间】

《中国成人血脂异常防治指南》提出的标准(2007)为:

血清 LDL-C 合适范围: <3.37mmol/L;

边缘升高:3.37 ~ 4.12mmol/L;

升高:≥4.14mmol/L。

随着年龄的升高,LDL-C 水平呈上升的趋势。中老年男、女平均值在 2.7 ~ 3.1mmol/L,一般以 3.36mmol/L 以下为正常水平,4.14mmol/L 以上为危险水平,3.37 ~ 4.14mmol/L 为危险阈值。

【质量控制】

1. 标本沉淀过程操作要求严格,吸取上清液时,注意轻轻吸取,不能搅动沉淀。本法沉淀物中还包括 IDL 及 Lp(a)。

2. PVS 沉淀法受血清中的高 TG 浓度的影响,当 TG >4.5mmol/L 时,结果偏低。

3. 血清 VLDL 很高时,部分标本会因沉淀不完全使结果偏低。故血清严重混浊时,用生理盐水将血清稀释一倍后测定。

4. PVS 沉淀法是中华医学会推荐的血脂测定方法。该法精密度中等水平,LDL-C 的批内 $CV < 2.0\%$,批间 $CV < 3.0\%$;测定上限值 12.9mmol/L。受血清中高 TG 浓度的影响,TG > 4.5mmol/L 时,有时会因 VLDL 沉淀不完全而出现结果偏低。

【思考题】

1. 聚乙烯硫酸盐沉淀法测定血清 LDL-C 含量的基本原理是什么?

2. 聚乙烯硫酸盐沉淀法测定血清 LDL-C 有何注意事项?

二、匀相法测定

【目的和要求】

掌握:匀相法测定血清(浆)低密度脂蛋白-胆固醇的检测原理。

熟悉:匀相法测定血清(浆)低密度脂蛋白-胆固醇临床应用。

了解:匀相法测定血清(浆)低密度脂蛋白-胆固醇的特点。

【实验原理】

基本原理有如下几类。

1. 增溶法(Sol 法)

（1）VLDL、CM 和 HDL 由表面活性剂和糖化合物封闭。

（2）LDL-C + 表面活性剂 + CEH 和 COD→胆甾烯酮 + H_2O_2。

（3）H_2O_2 + 4-AAP + POD + HSDA→苯醌胺色素。

2. 表面活性剂法（SUR 法）

（1）VLDL、CM 和 HDL + 表面活性剂Ⅰ + CEH 和 COD→胆甾烯酮 + H_2O_2。

H_2O_2 + POD→清除 H_2O_2，无色。

（2）LDL-C + 表面活性剂Ⅱ + CEH 和 COD→胆甾烯酮 + H_2O_2。

（3）H_2O_2 + 4-AAP + POD + HSDA→苯醌亚胺色素。

3. 保护法（PRO）

（1）LDL + 保护剂，保护 LDL 不被酶反应。

非 LDL-C + CEH 和 COD→H_2O_2 + 过氧化氢酶→H_2O。

（2）LDL-C + 去保护剂 + CEH 和 COD→胆甾烯酮 + H_2O_2。

（3）H_2O_2 + 4-AAP + POD + HDAOS→显色。

4. 过氧化氢酶法（CAT 法）

（1）非 LDL-C + 非离子表面活性剂 + CEH 和 COD→胆甾烯酮 + H_2O_2。

H_2O_2 + 过氧化物酶→H_2O_2

（2）LDL-C + 离子型表面活性剂 + CEH 和 COD→胆甾烯酮 + H_2O_2。

过氧化氢酶 + NaN_3→抑制

（3）H_2O_2 + 4-AAP + POD + HSDA→苯醌亚胺色素。

5. 紫外法（CAL 法）

（1）LDL + Calixarene→可溶聚合物。

非 LDL-C + CE 和 CO + 肼 → 胆甾烯酮腙。

（2）LDL-C + 去氧胆酸 + β-NAD + CEH 和 CH→胆甾烯酮腙 + β-NADH。

【试剂与仪器】

方法不同,试剂组成亦各不相同,增溶法的试剂组成如下。

1. 试剂 1　MOPS 缓冲液 50mmol/L,pH 6.75;α-环状葡聚糖硫酸盐 0.5mmol/L;硫酸葡聚糖 0.5g/L;$MgCl_2$2mmol/L;EMSE 0.3g/L。

2. 试剂 2　MOPS 缓冲液 50mmol/L,pH 6.75;POE-POP4.0g/L,胆固醇酯酶≥1.0kU/L;胆固醇氧化酶≥3.0kU/L;辣根过氧化物酶≥30kU/L;4-AAP 2.5mmol/L。

注:EMSE:N-乙基-N-(3-甲基苯基)-N-琥珀酰乙胺;POE-POP:聚氧乙酰-聚氧丙酰

3. 校准物　定值人血清。

4. 仪器　全自动生化分析仪或半自动生化仪。

【操作方法】

自动分析参数:

测定方法:二点终点法;反应温度:37℃;波长:600nm(主)/700nm(次)。

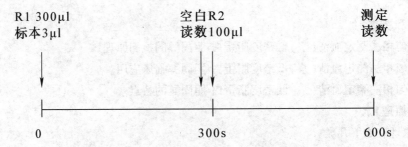

【参考区间】

同聚乙烯硫酸盐沉淀法血清低密度脂蛋白胆固醇测定。

【质量控制】

1. 试剂盒的质量要求　试剂盒贮 2～8℃应稳定 1 年,开封后至少稳定 1 个月。

2. 试剂盒提供的校准物其定值可溯源到参考方法的值并尽可能无基质影响。

3. 标本贮密闭瓶内置 2～8℃,可稳定 7 天,－70℃可稳定 30 天,EDTA 抗凝血浆测定值偏低。

4. 总误差≤12%,不精密度:天间 $CV<4\%$;不准确度:用病人标本与参考方法(或可靠的同类试剂)比较,偏差≤±4%;灵敏度:检测限为 0.077mmol/L(3.0mg/dl);测定范围:0.077～14.2mmol/L(3.0～550.0mg/dl)。此为 NCEP 提出的分析目标。

【临床意义】

目前以 LDL 中胆固醇(LDL-C)作为定量 LDL 的依据,LDL-C 水平与 TC 一样,是判断高脂血症、预防动脉粥样硬化的重要指标。但是近年来,许多学者认为 LDL-C 水平更能说明胆固醇的代谢状况。LDL-C 水平与冠心病发病率呈正相关,所以临床推荐 LDL-C 为必查指标之一。

【思考题】

1. 试述匀相法测定血清(浆) LDL-C 的检测原理。

2. 试述 LDL-C 检测的临床意义。

实训二十六　血清(浆)脂蛋白(a)测定(免疫透射比浊法)

脂蛋白(a)因含有独特的载脂蛋白(a)而得名,其脂质组成和结构与 LDL 极其相似。1963 年脂蛋白(a)被 Berg 等发现,因当时其病理学意义不明,所以未被重视。1987 年 Mclean 等发现脂蛋白(a)的一级结构与纤维蛋白溶酶原部分结构相同后,Lp(a)作为脂类与血液凝固因子关联的研究课题引起关注。1988 年国际 Lp(a)专题会议公认 Lp(a)为动脉粥样硬化的危险因素,其作为动脉硬化的独立因子日益受到人们的重视。

【目的和要求】

掌握:免疫透射比浊法测定脂蛋白(a)的基本原理。

熟悉:免疫透射比浊法测定脂蛋白(a)的手工法操作过程。

了解:免疫透射比浊法测定脂蛋白(a)对判断高脂血症、预防动脉粥样硬化冠心病的重要临床意义。

【实验原理】

血清(浆)中的脂蛋白(a)[Lp(a)]与试剂中的特异性抗人 Lp(a)抗体发生反应,形成不溶性抗原抗体免疫复合物,产生浊度。在一定范围内根据浊度的大小,确定血清脂蛋白(a)浓度。

Lp(a)＋抗人 Lp(a)单克隆抗体→抗原抗体复合物,检测其在波长 340nm 处的吸光度。

【试剂与仪器】

1. 试剂 1　10mmol/L 磷酸盐缓冲液 pH 7.5。

2. 试剂 2　抗人 Lp(a)单克隆抗体 ≈ 0.3IU/ml。

3. 仪器　全自动生化分析仪或半自动生化分析仪。

【操作方法】

1. 标本收集　标本为血清或 EDTA 抗凝血浆;如不能立即开始实验,将样本在－20℃下保存(避免反复冻融)。

2. 标准曲线制备　将标准液用 9g/L 的生理盐水按倍比稀释,作标准曲线。用 9g/L 生理盐水作零点。标准曲线范围为 0～1 000mg/L。

3. 操作步骤　操作步骤见表8-5。

表8-5　脂蛋白(a)测定操作步骤

加入物(μl)	空白管	标准管	质控管	测定管
生理盐水	3.0	—	—	—
标准液	—	3.0	—	—
质控血清	—	—	3.0	—
血清(浆)	—	3.0	—	3.0
试剂1	350	350	350	350
混合,37℃保温5分钟,在主波长340nm和副波长800nm下读取各管吸光度($A1_{340}$、$A1_{800}$)				
试剂2	50	50	50	50
混合,37℃保温5分钟,在主波长340nm和副波长800nm下读取各管吸光度($A2_{340}$、$A2_{800}$)				

【结果】

以4P-log/logit非线性方程拟合标准曲线计算结果(半自动生化分析仪和全自动生化分析仪均具有该计算功能)。

【参考区间】

依据IFCC推荐范围:0~300mg/L。

正常人Lp(a)数据呈明显正偏态分布。通常以300mg/L为重要分界,高于此水平者冠心病危险性明显增高。80%的正常人<200mg/L,文献中的平均数多在120~180mg/L。个别人可达1000mg/L以上。

【质量控制】

1. 在各种生化分析仪上使用时,均应严格按照样本、试剂等参数进行设置。

2. 操作时避免强光照射。

3. 样品的浓度超过检测范围时,请用生理盐水稀释后重测。

4. 样品置于2~10℃保存,一周有效。样品冷冻复溶有可能影响测定结果。

5. 为了达到准确测定的目的,Lp(a)的免疫比浊测定(终点法)中,必须按4P-log/logit非线性方程拟合回归标准曲线计算结果。试剂空白<0.01。检测方法灵敏性:Lp(a)为20mg/dl时吸光度应在0.03~0.07。

6. 变异系数　批内$CV<5\%$。采用分光光度计法定量不准确,应用半自动或自动生化分析仪测定为准。

7. 干扰物质对方法学的影响因素　胆红素>342μmol/L、血红蛋白>5g/L或高乳糜混浊样品均对测定值有较大的干扰。

【临床意义】

Lp(a)的水平与遗传因素有关,与饮食、生活习惯、年龄、性别无关。血清Lp(a)为动脉粥样硬化形成有关的独立因子。血清中高浓度的Lp(a)是动脉粥样硬化和心脏疾病危险程度的指标。研究表明:当胆固醇在正常水平,Lp(a)超过300mg/L时,患心、脑血管疾病的危险性比正常人高2倍;LDL和Lp(a)的浓度都增高,则患心、脑疾病的危险性要高达8倍。

【思考题】

1. Lp(a)与其他脂蛋白有何区别?

2. 免疫透射比浊法测定脂蛋白(a)的基本原理是什么?

3. 血清Lp(a)与动脉粥样硬化形成有何关系?

(马少宁)

项目九

体液电解质与微量元素检验

体液电解质在维持体液渗透压平衡、维持神经肌肉及心肌兴奋性、维持体液酸碱平衡、骨代谢、细胞内代谢的调节及重要生物分子的组成等方面发挥着重要的作用,其稳定和平衡至关重要。在病理情况下,如胃肠道疾病、感染性疾病、营养不良及环境的剧烈变化等,常常引起水、电解质代谢异常和酸碱平衡紊乱,严重时可危及患者的生命。微量元素在体内可独立或相互作用发挥各自特有的生物学功能,任何一种微量元素的缺乏或增高都会引起相应的功能异常而发生疾病。因此,体液电解质和微量元素的检测是生物化学检验工作的重要内容之一,是许多疾病临床诊断、治疗和预防的重要依据。

实验室检测血清 K^+、Na^+、Cl^-、Ca^{2+} 最常用的方法是 ISE 法,火焰光度法(FES)是测定 K^+、Na^+ 的参考方法;放射性核素稀释质谱法(ID-MS 法)是测定钙、磷、镁的决定性方法,参考方法为原子吸收分光光度法(AAS),分光光度法是目前实验室的常规方法;血浆 HCO_3^- 测定方法有酶法、滴定法等;微量元素铁、铜、锌、铅等测定实验室多用原子吸收分光光度法或比色法。

实训二十七 血清钠、钾、氯测定

一、钠、钾、氯的离子选择电极法

【目的和要求】

掌握:离子选择电极法测定血清钾、钠、氯的原理。

熟悉:离子选择电极仪的原理、使用方法和日常维护保养知识。

了解:血清钾、钠、氯其他测定方法的原理和优缺点。

【实验原理】

离子选择电极法(ISE)是以测定电池的电位为基础的定量分析方法。将钾、钠、氯离子选择电极和一个参比电极连接起来,置于待测的电解质溶液中形成测量电池。当被选择离子与 ISE 电极膜接触反应时,电位计电路中的电动势立即发生变化,产生电位差。电位差的大小与溶液中的离子活度呈正比,亦与离子浓度呈正比。检测时首先加入样品测其电位,然后加入标准液测其电位,二者之差与样品中离子浓度和它们在标准液中的浓度之比存在对数关系,根据 Nernst 方程式计算出样本中的离子浓度。

$$E = E^0 + \frac{2.303RT}{nF}lga_x \cdot f_x$$

式中:E:离子选择性电极在测量溶液中的电位;

E^0:离子选择性电极的标准电极电位;

R:气体常数(8.314J/K·mol);

n:待测离子的电荷数;

T:绝对温度(237 + t℃);

F:法拉第常数(96487C/mol);

a_x:待测离子的活度;

f_x:待测离子的活度系数。

用离子选择性电极电位测定钠、钾方法有两种,一种是直接电位法,一种是间接电位法。

1. 直接电位法　样品(血清、血浆、全血)或标准液不经稀释直接进入 ISE 管道作电位分析,因为 ISE 只对水相中离解离子选择性地产生电位,与样品中脂类、蛋白质所占据的体积无关。检测结果以血清水中待测离子的离子活度报告。

2. 间接电位法　样品(血清、血浆)和标准液要用指定离子强度与 pH 的稀释液作高比例稀释,再输入电极管道进行测量。该方法会受到样品中脂类和蛋白质占据体积的影响。一些没有电解质失调而有严重的高血脂和高蛋白血症的血清样品,由于每单位体积血清中水量明显减少,定量吸取样品作稀释后,间接电位法测定会得到假性低钠血症、低钾血症。文献报告,健康人间接电位法比直接电位法低2%~4%。检测结果以"mmol/L"浓度报告。

大多数电解质分析仪以及附有一次性 ISE 电极的自动分析仪都是用直接 ISE 方法,全自动生化分析仪的 ISE 部分以间接 ISE 法为主。

【试剂与仪器】

1. 不同仪器一般都是由钾、钠、氯三种电极组合的电解质分析仪。

2. 各厂家仪器都有配套试剂供应,但配方未完全公开。间接 ISE 分析仪,附有低、高浓度斜率液及血清稀释液。直接 ISE 是测定离子活度的,离子活度与溶液的 pH 及离子强度有关。自配斜率液比较困难,应使用原厂家提供的配套试剂。

【操作方法】

各型号 ISE 分析仪的试剂配方、试剂用量、操作方法有所不同,一般要严格按照仪器的说明书操作进行。常规步骤如下:

1. 开启仪器,清洗管道。

2. 用适合本仪器的低、高值斜率液进行两点定标。

3. 间接法的样品由仪器自动稀释后再行测定,直接法的样品可直接吸入管道进行测定。

4. 测定结果由仪器内微处理器计算后打印数值。

5. 每天用完后,清洗电极和管道后再关机。若用于急诊检验室,可不关机,自动进行清洗和单点校准,随时使用。

【结果】

由微电脑处理并打印结果。

【参考区间】

表 9-1　参考区间

标本	钠	钾	氯化物
血清(mmol/L)	135~145	3.5~5.5	96~108
尿液(mmol/24h)	130~260	25~100	170~250
脑脊液(mmol/L)	—	—	120~132

【质量控制】

1. 仪器型号很多,所用电极基本相同。钠电极大多采用硅酸锂铝玻璃电极膜制成,寿命较长。钾电极大多采用缬氨霉素膜制成,有规定寿命,应定期更换。氯电极使用久后,电极膜头上会出现黑色的物质(AgCl),此时电极灵敏度下降,需用柔软的布类将膜表面黑色的物质擦去,再用细砂纸轻轻地摩擦数次即可。

2. 每个工作日后，必须清洗电极和管道，以防蛋白质沉积。同时定期用含有蛋白水解酶的去蛋白液浸泡管道，并对仪器进行定期的维护保养。

3. ISE 法标本用量少、操作简单、快速、结果准确，是临床使用最多的方法。而且 ISE 法不需要燃料，较安全，可以与自动生化分析仪组合。

4. 线性范围　间接法血清钠 $100 \sim 180 mmol/L$，尿钠 $30 \sim 90 mmol/L$，血清钾 $2 \sim 10 mmol/L$，尿钾 $12 \sim 200 mmol/L$。

5. 变异系数　间接法血钠批内 CV 为 $0.7\% \sim 1.4\%$，批间 CV 为 $1.2\% \sim 1.3\%$；钾批内 CV 为 $1.5\% \sim 2.0\%$，批间 CV 为 $2.0\% \sim 3.2\%$；氯测定 $CV < 1\%$。

6. 离子选择性电极分析仪一般不要关机，24 小时进行操作，使用寿命会更长。

【临床意义】

1. 钠

(1) 血清钠降低：血清钠浓度低于 135mmol/L 为低钠血症，临床上常见于：①胃肠道失钠：可见于幽门梗阻、呕吐、腹泻和引流等都可丢失大量消化液而发生缺钠；②尿钠排出增多：见于严重肾盂肾炎、肾小管严重损害、肾上腺皮质功能不全、应用利尿药治疗等；③皮肤失钠：大量出汗时、大面积烧伤和创伤时，亦可引起低血钠；④抗利尿激素增多。

(2) 血清钠增高：血清钠超过 145mmol/L 为高血钠症，可见于：①肾上腺皮质功能亢进：库欣综合征、原发性醛固酮增多症，由于皮质激素的排钾保钠作用，使肾小管对钠的重吸收增加，从而发生高张性脱水；②中枢性尿崩症时 ADH 分泌量减少，尿量大增，如供水不足，则血钠增高。

2. 钾

(1) 血清钾增高：可见于肾上腺皮质功能减退、急性或慢性肾衰竭、休克、组织挤压伤、重度溶血、口服或注射含钾溶液过多等。

(2) 血清钾降低：常见于严重腹泻、呕吐、肾上腺皮质功能亢进，服用利尿药、胰岛素的应用。大剂量注射青霉素钠盐时，肾小管会大量失钾。

3. 氯

(1) 血清氯化物增高：临床上高氯血症常见于高钠血症、失水大于失盐、氯化物相对浓度增高、高氯血症代谢酸中毒等。

(2) 血清氯化物减低：临床上低氯血症较为多见。常见原因有氯化物的异常丢失或摄入减少，如严重呕吐、腹泻、胃液及胰液或胆汁大量丢失、长期限制氯化钠的摄入、艾迪生病、抗利尿激素分泌增多。

(3) 脑脊液低氯症：重症结核性脑膜炎时，氯化物含量显著降低；化脓性脑膜炎时偶尔减少；重症中枢神经系统感染时、抗利尿素分泌增多、水潴留、脑脊液氯化物亦相应降低。

【思考题】

1. 简述离子选择电极法测定钾、钠、氯离子的原理。

2. 简述测定血清钾、钠、氯离子的临床意义。

3. 怎样正确使用和维护离子选择电极分析仪？

二、钠的酶法测定

【目的和要求】

掌握：酶法测定钠离子的基本原理。

熟悉：酶法测定钠离子的操作步骤。

了解：酶法测定钠离子的注意事项。

【原理】

邻硝基酚-β-D-半乳糖苷（ONPG）在钠依赖性-β-D-半乳糖苷酶催化下生成邻-硝基酚和半乳

糖。邻-硝基酚的生成量和样品中钠离子浓度呈正比。邻-硝基酚在碱性环境中呈黄色,可在405nm 波长处监测吸光度的升高速度,计算钠的浓度。

【试剂与仪器】

1. 试剂

　试剂Ⅰ(缓冲液/酶):

　　Tris 缓冲液(pH 9.0)　　　　　450mmol/L

　　穴合剂(ryptand)　　　　　　　5.4mmol/L

　　β-D-半乳糖苷酶　　　　　　　≥800U/L

　试剂Ⅱ(底物):

　　Tris 缓冲液(pH9.0)　　　　　　10mmol/L

　　ONPG　　　　　　　　　　　　5.5mmol/L

校准液:低值校准液 90mmol/L;高值校准液 175mmol/L。

2. 仪器　分光光度计或自动生化分析仪。

【操作方法】

钠的酶法测定已有市售试剂盒,必须严格按照试剂盒说明书操作,下列主要参数与方法供参考:

　反应类型　　　　　　　　　两点速率法

　反应方向　　　　　　　　　反应吸光度上升

　主波长　　　　　　　　　　405nm

　副波长　　　　　　　　　　660nm

　样品量　　　　　　　　　　8μl

　试剂Ⅰ　　　　　　　　　　200μl

　37℃保温 300 秒后,

　试剂Ⅱ　　　　　　　　　　80μl

在 405nm 波长处监测吸光度的变化,记录第 60 秒的吸光度 A_1 和第 180 秒吸光度 A_2。

【结果】

$$\Delta A = A_1 - A_2$$

$$血清钠浓度(mmol/L) = \frac{测定\ \Delta A}{标准\ \Delta A} \times 钠标准液浓度$$

【参考区间】

血清钠浓度　135~145mmol/L;

尿钠排泄量　130~260mmol/24h。

【质量控制】

1. 原试剂盒贮存在 2~8℃,注意有效期。重组成试剂Ⅰ和试剂Ⅱ后,在 2~8℃,稳定 2 周。

2. 试剂中加入掩蔽剂穴状化合物,可使血清中钠离子浓度降至 55mmol/L,K^+/Na^+ 选择性可提高至 600:1,从而消除了钠离子的干扰。

3. 许多生化试剂中含有钾离子或钠离子,在做钾、钠测定时,注意分析仪通道间的交叉污染。钾钠联合测定时,应将钾编排在钠以前。

4. 有较好的稳定性,易于自动化,可利用全自动生化分析仪进行测定,适合于急诊及常规检查。

5. 线性范围　80~180mmol/L。如果测定结果超过线性范围,可用去离子水将血清作 1:1 稀释,测定结果乘以 2。

6. 干扰因素　氨浓度≥500μmol/L,TG 浓度≥8mmol/L 时可影响测定结果。

【思考题】

试述酶法测定钠的基本原理。

三、钾的酶法测定

【目的和要求】

掌握:酶法测定钾离子的基本原理。

熟悉:酶法测定钾离子的操作步骤。

了解:酶法测定钠离子的注意事项。

【实验原理】

磷酸烯醇丙酮酸(PEP)与二磷酸腺苷(ADP)在钾依赖性丙酮酸激酶(PK)催化下,生成丙酮酸和三磷酸腺苷(ATP)。再在乳酸脱氢酶催化下,所生成的丙酮酸和 NADH 反应,生成乳酸和 NAD。反应中 NADH 的消耗量与样品中钾离子浓度呈正比。因此,在 340 nm 处监测吸光度下降速率,可以计算钾离子含量。反应式如下:

$$PEP + ADP \xrightarrow{\quad K^+、PK \quad} 丙酮酸 + ATP$$

$$丙酮酸 + NADH + H^+ \xrightarrow{\quad LDH \quad} 乳酸 + NAD^+$$

【试剂与仪器】

1. 试剂

试剂 I (缓冲液/酶/底物):

Tris 缓冲液(pH 8.2)	250mmol/L
穴合剂(Cryptand)	12mmol/L
PEP	≥3.3mmol/L
ADP	≥3.15mmol/L
α-酮戊二酸	≥1.2mmol/L
NADH	≥0.35mmol/L
GLDH(谷氨酸脱氢酶)	≥11 000U/L
PK	≥1200U/L

试剂 II (LDH/稀释液):

Tris 缓冲液(pH 9.0)	10mmol/L
LDH	≥65 000U/L

校准液:低值校准液 2.50mmol/L,高值校准液 8.00mmol/L。

2. 仪器　具有 340nm 波长和恒温装置的分光光度计或自动生化分析仪。

【操作方法】

钾的酶法测定已有市售试剂盒,必须严格按照试剂盒说明书操作。下列主要参数与方法供参考:

反应类型	两点速率法
反应方向	反应吸光度下降
主波长	340nm
副波长	410nm
样品量	6μl
试剂 I	20μl
37℃保温 300 秒后	
试剂 II	80μl

在340nm波长处监测吸光度的变化,记录第60秒吸光度(A_1)和第180秒吸光度(A_2)。

【结果】

$$\Delta A = A_1 - A_2$$

$$血清钾浓度(mmol/L) = \frac{测定 \Delta A}{标准 \Delta A} \times 钾标准液浓度$$

【参考区间】

血清钾浓度　3.5 ~ 5.3mmol/L

尿钾排泄量　25 ~ 100mmol/24h

【质量控制】

1. 线性范围　2 ~ 10mmol/L,如果测定结果超过线性范围,可用去离子水将血清作1:1稀释,测定结果乘以2。

2. 干扰因素　氨浓度≥500μmol/L,三酰甘油(TG)浓度≥8mmol/L时可影响测定结果。

3. 其他与钠的酶法测定相同。

【思考题】

试述酶法测定钾的基本原理。

四、氯的硫氰酸汞比色法测定

【目的和要求】

掌握:硫氰酸汞比色法测定氯的基本原理。

熟悉:硫氰酸汞比色法测定氯的操作步骤。

了解:硫氰酸汞比色法测定氯的注意事项。

【实验原理】

标本中氯离子与硫氰酸汞反应,生成不易解离的 $HgCl_2$ 和 Cl^- 等当量的硫氰酸根(SCN^-),SCN^- 与 Fe^{3+} 反应生成橙红色的硫氰酸铁,色泽强度与氯化物含量呈正比,在460nm处比色,即可定量测出标本中 Cl^- 的含量。

$$Hg(SCN)_2 + 2Cl^- \rightarrow HgCl_2 + 2SCN^-$$

$$3SCN^- + Fe^{3+} \rightarrow Fe(SCN)_3(橙红色)$$

【试剂与仪器】

1. 饱和硫氰酸汞溶液　称取硫氰酸汞2.0g,溶于去离子水1L中,室温放置48小时,并经常摇动,应用时取上清液。

2. 硝酸汞溶液　称取硝酸汞6.0g,溶解于去离子水50ml中,加入浓硝酸1ml,并用去离子水定容至100ml。

3. 显色应用液　称取硝酸铁[$Fe(NO_3)_3 \cdot 9H_2O$]13g,加去离子水约400ml溶解,再加入浓硝酸1.5ml、饱和硫氰酸汞溶液500ml和硝酸汞溶液5ml,最后用去离子水定容至1000ml,用塑料瓶存放,置室温保存。

4. 1mol/L氯化钠标准贮存液　准确称取经干燥、恒重的氯化钠29.225g,加去离子水溶解后定容至500ml,4℃保存,若未长霉菌,可长期使用。

5. 100mmol/L氯化钠标准应用液　取氯化钠标准贮存液10ml,加去离子水稀释至刻度,摇匀备用。

6. 空白试剂　称取硝酸铁13g,溶于去离子水400ml中,加浓硝酸1.5ml,再用去离子水定容至1000ml。

7. 仪器　分光光度计或自动生化分析仪。

【操作方法】

取试管 4 支标明标准管、质控管、测定管、试剂空白管和测定空白管,按表 9-2 操作。

表 9-2　氯化物测定(硫氰酸汞比色法)操作步骤

加入物	标准管	质控管	测定管	试剂空白管	测定空白管
氯标准液(μl)	50	—	—	—	—
质控血清(μl)	—	50	—	—	—
血清(μl)	—	—	50	—	50
蒸馏水(μl)	—	—	—	50	—
空白试剂(ml)	—	—	—	—	3.0
显色应用液(ml)	3.0	3.0	3.0	3.0	—

混匀,置室温 10 分钟,以试剂空白管调零,在 460nm 波长处比色,分别读取各管吸光度。

【结果】

$$氯化物(mmol/L) = \frac{测定管吸光度 - 空白管吸光度}{标准管吸光度} \times 100$$

【参考区间】

血清(浆)氯化物　　96 ~ 108mmol/L

脑脊液氯化物　　　120 ~ 132mmol/L

尿液氯化物　　　　170 ~ 250mmol/24h

【质量控制】

1. 本法对氯离子并非特异,其他一些卤族元素如 F^-、Br^-、I^- 与之起同样呈色反应。但在正常人血液中,上述元素含量较低,故可忽略不计。若接受大量含上述离子药物治疗时,可使血清中氯测定结果偏高。

2. 显色液的呈色强度与硫氰酸汞和硝酸汞的含量有关。如呈色过强,线性范围在 125mmol/L 以下,要增加硝酸汞的用量。呈色太弱,要增加硫氰酸汞的用量,使用前两者要进行调整,使其色泽在 460nm 波长,10mm 光径比色杯测定,吸光度值在 0.4 左右为宜。

3. 本法校正曲线不通过零点,但汞离子调控适当,则氯离子在 70 ~ 140mmol/L 范围线性良好(此范围可满足临床需要)。

4. 本法呈色温度应不低于 20℃,室温过低易产生混浊,影响比色。呈色随温度升高而增高,故本法测定时必须同时做标准管,而不宜使用剂量反应曲线。

5. 本法适用于自动生化分析仪,其重要参数如下:

样品用量　　0.01ml

试剂用量　　1.00ml

反应时间　　5 分钟

波　　　长　　460nm

反应温度　　37℃

本法手工操作测定结果与美国 IL-508 生化自动分析仪测定结果比较:$y = 0.125 + 1.001x$; 相关系数 r 为 0.995。

6. 线性范围　75 ~ 125mmol/L,若高于此线性时,应将血清用蒸馏水进行 1:1 稀释后进行重测,其结果乘以 2。

7. 显色稳定性　用高、低氯含量标本及标准品呈色后观察吸光度变化,结果显示 2 小时内呈色稳定。

8. 精密度　批内 CV 平均为 0.777%，批间 CV 平均为 1.34%。

9. 回收率　低、中、高标准回收率分别为 101%、97%、102.5%，平均回收率 100.1%。

10. 干扰试验　胆红素达到 225.7μmol/L 时，结果增加 2.9%，加入 Hb 达到 5g/L 时，结果增加 3.3%；β-脂蛋白达到 15.94g/L 和 17.0g/L 时，结果分别增加 4.3% 和 7.8%。

【思考题】

试述硫氰酸汞比色法测定氯的基本原理。

实训二十八　血清总钙测定

一、邻甲酚酞络合酮比色法（OCPC 法）

【目的和要求】

掌握：OCPC 法测定血清总钙的原理。

熟悉：OCPC 法测定血清总钙的注意事项。

了解：总钙和离子钙的关系。

【实验原理】

邻甲酚酞络合酮（OCPC）是金属指示剂，在碱性溶液中与钙及镁螯合，生成紫红色络合物。做钙测定时，在试剂中加入 8-羟基喹啉以消除标本中镁离子的干扰。

【试剂与仪器】

1. 邻-甲酚酞络合物显色剂　称取 8-羟基喹啉 500mg 至烧杯中，加浓盐酸 5ml，使其溶解并转入 500ml 容量瓶，再加入邻甲酚酞络合酮 25mg，待完全溶解后，加 1ml Triton X-100，混匀，然后加去离子水至刻度，置聚乙烯瓶内保存。

2. 1mol/L AMP 碱性缓冲液　于 1L 容量瓶中置去离子水 500ml，加入 2-氨基-2-甲基-1-丙醇（AMP）89.14g，待完全溶解后加水至刻度，置聚乙烯瓶中室温保存。

3. 显色应用液　应用时，根据当日标本量将上述两液等量混合。

4. 钙标准液（2.5mmol/L）　精确称取经 110℃ 干燥 12 小时的碳酸钙（A. R.）0.125g，置于 500ml 容量瓶内，加蒸馏水少许和 1mol/L 稀盐酸 2.5ml，微温溶解。冷却后加去离子水至刻度。

5. 仪器　分光光度计或自动生化分析仪。

【操作方法】

操作方法按表 9-3 操作。

表 9-3　血清总钙测定（OCPC 法）操作步骤

加入物	标准管	质控管	测定管	空白管
钙标准液（μl）	50	—	—	—
质控血清（μl）	—	50	—	—
血清（μl）	—	—	50	—
去离子水（μl）	—	—	—	50
显色应用液（ml）	4.0	4.0	4.0	4.0

混匀，放 5 分钟后，分光光度计波长 575nm，比色杯光径 10mm，用空白管调零，读取测定管和标准管的吸光度。

【结果】

$$血清钙(mmol/L) = \frac{测定管吸光度}{标准管吸光度} \times 2.5$$

【参考区间】

成年人　　2.03～2.54mmol/L

儿　童　　2.25～2.67mmol/L

【质量控制】

1. 此法对钙离子有较高敏感性,测定器皿要清洁,试剂最好用聚乙烯塑料瓶保存。配制试剂最好用高质量的双蒸水。

2. 邻甲酚酞络合酮是酸碱指示剂。pH对其显色有很大影响,pH 10.5～12时此反应敏感性最好,所以选用pH 11为宜。

3. 8-羟基喹啉在水溶液中溶解度很低,易析出结晶,所以配出的显色剂有时有结晶析出,这时取上清液使用。

4. 若试剂吸光度较高时,则标准曲线不通过零点,产生负截距。遇此情况,可在试剂中加入适量的EDTA·Na$_2$或用1.25mmol/L、2.5mmol/L标准液作二点定标。

5. 血清避免溶血,Hb可产生正干扰。胆红素可产生负干扰,可用血清作对照清除。

6. 作血清钙测定的碱性缓冲液较多,常用的有二乙胺、AMP和2-乙氨基乙醇等。AMP所配制的缓冲液空白色浅,试剂稳定,有较好的应用效果。

7. 本方法精密度高且适合于各种自动分析仪,是国际推荐的测定血钙的常规方法。钙浓度在1.25～5.0mmol/L线性良好,且显色稳定,在显色后30分钟内吸光度无波动。

8. 批内CV为1.08%～1.60%,批间为3.05%～4.12%;回收率为98%～101.5%。

【思考题】

1. 简述OCPC法测定血清总钙的原理及注意事项。

2. 血清钙存在哪三种形式?它们之间是什么关系?

二、甲基麝香草酚蓝比色法(MTB法)

【目的和要求】

掌握:MTB法测定血清总钙的原理。

熟悉:MTB法测定血清总钙的注意事项。

了解:总钙和离子钙的关系。

【实验原理】

血清中的钙离子在碱性溶液中与甲基麝香草酚蓝(MTB)结合,生成一种蓝色的络合物。加入适量8-羟基喹啉,可消除镁离子对测定的干扰,与同样处理的钙标准液进行比较,求得血清总钙含量。

【试剂与仪器】

1. 甲基麝香草酚蓝贮存液　称取8-羟基喹啉4.0g溶于50ml去离子水中,再加浓硫酸5ml,搅拌促使其溶解,移入1L容量瓶中,加甲基麝香草酚蓝0.2g,聚乙烯吡咯烷酮(PVP)6.0g,最后用蒸馏水稀释至刻度,贮存于棕色瓶中,置冰箱保存。

2. 碱性溶液　取二乙胺溶液35ml于1L容量瓶中,用去离子水稀释至刻度,在室温保存。

3. 显色应用液　临用前,根据标本量取1液1份与2液3份混合即可。

4. 钙标准液(2.5mmol/L)　配制方法同上法。

5. 仪器　分光光度计或自动生化分析仪。

【操作方法】

按表9-4进行操作。

表 9-4　血清总钙测定（MTB 法）操作步骤

加入物	标准管	质控管	测定管	空白管
钙标准液（μl）	50	—	—	—
质控血清（μl）	—	50	—	—
血清（μl）	—	—	50	—
去离子水（μl）	—	—	—	50
显色应用液（ml）	4.0	4.0	4.0	4.0

混匀,10 分钟后,分光光度计波长 610nm,比色杯光径 10mm,空白管调零,读取各管吸光度。

【结果】

$$血清钙(mmol/L) = \frac{测定管吸光度}{标准管吸光度} \times 2.5$$

【参考区间】

成年人　　2.08～2.60mmol/L

儿　童　　2.23～2.80mmol/L

【质量控制】

1. MTB 与 EDTA 有相似的氨羧结构,能螯合多种阳离子,但络合稳定常数不同。

2. 加入 EDTA 的作用,目的在于掩蔽试剂中污染的钙以及其他的金属离子。能降低空白管吸光度,提高测定管吸光度,从而使方法灵敏度提高。

3. EDTA 的用量选择,绝大部分金属离子与 EDTA 的络合稳定常数大于钙,小于钙的仅是少数微量元素。限量的 EDTA 仅能掩蔽试剂中的干扰元素,没有多余的 EDTA 络合血清钙,一般加入配试剂中的浓度 EDTA 99～108μmol/L,最终络合显色反应的 EDTA 浓度 50～54μmol/L。

4. 所用的试管清洗后用去离子水浸泡两次,再烤干备用。清洁管加入试剂后应显一致的浅灰绿色,若显蓝色则试管表示有钙污染。

5. 本法反应条件容易控制,显色稳定且线性范围大(0.25～4.0mmol/L),不受标本空白本底的影响,溶血和黄疸标本均对检测结果不产生干扰,也适合于高脂血、母乳、混浊尿液、奶制品、各种营养液等标本中钙离子的测定。

【临床意义】

1. 血清钙增高常见于甲状旁腺功能亢进症、维生素 D 过多症、多发性骨髓瘤及结节病引起肠道过量吸收钙而使血钙增高。

2. 血清钙减低可引起神经肌肉应激性增强,可见于下列疾病:甲状旁腺功能减退、慢性肾炎尿毒症、佝偻病与软骨病、吸收不良等。

【思考题】

简述 MTB 法测定血清总钙的原理及注意事项。

（黄泽智）

实训二十九　血清无机磷测定

血清中的无机磷(inorganic phosphorous,IP)主要有 $H_2PO_4^-$ 和 HPO_4^{2-} 两种磷酸盐阴离子。由于这两种阴离子在不同的 pH 环境中能相互转换,在酸中毒时血清中一价和二价阴离子的浓度大致相等;在 pH 7.4 时两者比例为 1:4;碱中毒时比例为 1:9,因而血清无机磷酸盐的分子量不能确定。

测定无机磷的方法主要基于磷酸盐离子和钼酸铵反应生成磷钼酸盐复合物,然后可用紫外分光光度法直接比色,或利用还原剂(如硫酸亚铁)将磷钼酸盐复合物还原成钼蓝,再进行比色测定。目前测定血清无机磷酸盐常用方法有磷钼酸还原法、紫外分光光度法、染料结合法、同位素稀释质谱法和原子吸收分光光度法等。同位素稀释质谱法是决定性方法。WHO 推荐的常规方法为比色法,目前卫生部临检中心推荐的方法为硫酸亚铁或米吐尔作为还原剂的还原钼蓝比色法,实验室现多采用紫外分光光度法。

一、还原钼蓝比色法

【目的和要求】

掌握:还原钼蓝比色法测定血清无机磷的原理。

熟悉:血清无机磷测定的参考范围、临床意义。

了解:血清无机磷测定的方法学评价。

【实验原理】

在酸性溶液中无机磷与钼酸铵反应,生成的磷钼酸复合物被米吐尔还原成钼蓝,与同样处理的标准液进行比较,可求得血清无机磷含量。

【试剂与仪器】

1. 钼酸铵溶液　取浓硫酸(AR)3.3ml,逐滴加至约 40ml 去离子水中,再称取钼酸铵(AR)0.2g,溶解后加 Tween-80 0.5ml,以去离子水定容至 100ml。

2. 米吐尔溶液　称取对甲氨基硫酸盐 2g,溶于去离子水 80ml 中,加无水硫酸钠 5g,用去离子水补齐 100ml。

3. 显色液　取钼酸铵溶液 10ml,米吐尔溶液 1.1ml,混合即可使用。

4. 无机磷标准贮存液(3.22mmol/L)　称取无水磷酸二氢钾(KH_2PO_4)4.39g,用去离子水溶解后移入 1L 容量瓶中,再加氯仿 1.0ml 防腐,以去离子水定容至刻度,置 4℃冰箱保存。

5. 无机磷标准应用液(1.29mmol/L)　取无机磷标准贮存液 4.0ml,加入 100ml 容量瓶中,再加氯仿 1.0ml 防腐,以去离子水定容至刻度。

6. 仪器包括分光光度计或半自动、全自动生化分析仪,水浴箱。

【操作方法】

1. 自动分析法　按照仪器说明书要求进行操作。

2. 手工法　按表 9-5 进行操作。

表 9-5　还原钼蓝比色法测定无机磷操作步骤

加入物(ml)	空白管	标准管	质控管	测定管
去离子水	0.1	—	—	0.1
磷标准液	—	0.1	—	—
质控血清	—	—	0.1	—
待测血清	0.1	—	—	0.1
显色液	4.0	4.0	4.0	4.0

混匀各管,37℃水浴10分钟,分光光度计于650nm波长处,比色杯光径10mm,以空白管调零,读取各管的吸光度。

【结果】

$$血清无机磷(mmol/L) = \frac{测定管吸光度值}{标准管吸光度值} \times 标准液浓度$$

【参考区间】

成年人:0.96～1.62mmol/L

儿童:1.45～2.10mmol/L

【质量控制】

1. 血标本宜采用血清或肝素抗凝血浆,应避免使用EDTA、枸橼酸钠和草酸盐作为抗凝剂。

2. 血液中存在有机磷和无机磷,有机磷主要存在于血细胞,故采血后应尽快地分离血清或血浆,以免溶血后有机磷释放,而被磷酸酯酶水解,生成无机磷使测定结果偏高。标本避免溶血。

3. 米吐尔直接显色为单一试剂,不除蛋白,快速简便,精密度和准确度都能达到较高的水平。硫酸亚铁还原法通常采用去蛋白滤液进行测定,显色稳定(60min内吸光度不变),特异性高,操作简便,线性范围宽,不少作者常以此作为经典方法,评价其他血清无机磷测定方法。

4. 批内 CV 1.27%～3.71%,批间 CV 4.67%,回收率为97.5%～99.7%。

【思考题】

1. 简述还原钼蓝比色法测定血清磷无机的原理。

2. 测定无机磷为何要避免使用枸橼酸钠、EDTA和草酸盐作为血液抗凝剂?

二、紫外分光光度法

【目的和要求】

掌握:紫外分光光度法测定血清无机磷的原理。

熟悉:紫外分光光度法测定血清无机磷的操作步骤。

了解:紫外分光光度法测定血清无机磷的注意事项。

【实验原理】

血清中无机磷在酸性溶液中与钼酸铵作用,生成的磷钼酸盐复合物直接在340nm或325nm波长测定其吸光度。

【试剂与仪器】

1. 360mmol/L硫酸　准确吸取浓硫酸(AR)2ml加至98ml水中,混匀即可。

2. 0.15mmol/L钼酸铵　称取钼酸铵(AR)111.2mg、$NaN_3$50mg至小烧杯中,加Triton X-100 0.2ml,然后加水至刻度。

3. 应用液　应用前根据标本的数量将上述"1"液和"2"液等量混合。

4. 无机磷标准贮存液(3.22mmol/L)　称取无水磷酸二氢钾(KH_2PO_4)4.39g,用去离子水溶解后移入1L容量瓶中,再加氯仿1.0ml防腐,以去离子水定容至刻度,置4℃冰箱保存。

5. 无机磷标准应用液(1.29mmol/L)　取无机磷标准贮存液4.0ml,加入100ml容量瓶中,再加氯仿1.0ml防腐,以去离子水定容至刻度。

6. 仪器包括分光光度计或半自动、全自动生化分析仪,水浴箱。

【操作方法】

1. 自动分析法　按照仪器说明书要求进行操作。

2. 手工法　按表9-6进行操作。

表 9-6　紫外分光光度法测定血清无机磷的操作步骤

加入物	空白管	标准管	质控管	测定管
去离子水（μl）	0.1	—	—	—
磷标准液（μl）	—	0.1	—	—
质控血清（μl）	—	—	0.1	—
待测血清（μl）	—	—	—	0.1
应用液（ml）	3.0	3.0	3.0	3.0

混匀各管,37℃水浴 5 分钟,用分光光度计,在 340nm 波长,以空白管调零,10mm 光径比色杯进行比色,读取各管的吸光度。

【结果】

$$血清无机磷(mmol/L) = \frac{测定管吸光度}{标准管吸光度} \times 标准液浓度$$

【参考区间】

血清无机磷　0.9～1.34mmol/L

【质量控制】

1. 凡带有紫外波长 325 或 340nm 的分光光度计均可应用。340nm 测得的吸光度是 325nm（吸收峰在 325nm）的 82%。

2. 本反应在 5～120 分钟显色稳定,3 小时后,标准管吸光度无改变,而测定管吸光度随时间的延长而上升,这可能与血清中含有极微量的还原性物质有关。

3. Tween-80、Tween-20 的 0.4%（V/V）和 Triton X-100 的 0.2%（V/V）三种表面活性剂均适用于本法应用,所测结果基本相同,因此可选用其中的一种。Tween 浓度以 0.4% 为佳,浓度太大,试剂颜色加深,吸光度增高。浓度太低,易产生混浊。

4. 黄疸和脂血标本应做标本空白,溶血标本会使结果偏高,不宜采用。

5. 如样品测定值超过上限时,应将样品用 0.9% 氯化钠溶液作 1:1 稀释,重新测定,结果乘以 2。

6. 本法所用的试剂也适用于生化自动分析仪终点法测定。血清和试剂用量的比例可参照手工法,用 340nm 和 380nm 滤光片双波长比色,以 ΔA_{340}～ΔA_{380} 来计算结果。

7. 本法的线性范围为 0.323～3.867mmol/L（1～9mg/dl）。

8. 本法灵敏度高,特别适用于微量无机磷的测定

【临床意义】

1. 血清无机磷升高　①甲状旁腺功能减退症,由于激素分泌减少,肾小管对磷的重吸收增强使血磷增高;②慢性肾炎晚期磷酸盐排泄障碍而使血磷滞留;③维生素 D 过多,促进肠道的钙、磷吸收;④多发性骨髓瘤及骨折愈合期。

2. 血清无机磷降低　①甲状旁腺功能亢进症时,肾小管重吸收受抑;②佝偻病或软骨病伴有继发性甲状旁腺增生,使尿磷排泄增多而血磷减低。

【思考题】

简述紫外分光光度法测定血清无机磷的原理。

实训三十　血清镁测定（甲基麝香草酚蓝比色法）

镁测定方法有原子吸收分光光度法、染料结合法及酶法等。血清镁测定的参考方法是原子

吸收分光光度法。利用某些染料(如甲基麝香草酚蓝、钙镁试剂)进行分光光度法,其准确度和精密度可达临床要求,且适合自动分析或手工操作,在临床实验室广泛应用。

【目的和要求】

掌握:甲基麝香草酚蓝比色法测定血清镁的原理。

熟悉:血镁测定的注意事项及方法学评价。

了解:血镁测定的临床意义。

【实验原理】

血清中镁、钙离子在碱性溶液中能与甲基麝香草酚蓝(MTB)染料结合,生成蓝紫色的复合物,加入 EGTA 可掩盖钙离子的干扰。比色法可进行定量。

【试剂与仪器】

1. 碱性溶液　称取无水硫酸钠 2g,叠氮钠 100mg,甘氨酸 750mg 和乙二醇双(β-氨基乙醚)-N,N,N,N'-四乙酸(简称 EGTA)90mg 于小烧杯中,加 1mol/L 氢氧化钠 23ml,使其溶解后,转入 100ml 容量瓶中,加去离子水至刻度。

2. 显色剂　精确称取甲基麝香草酚蓝(MTB)(AR)20mg 和聚乙烯吡咯烷酮(PVP)0.6g 于烧杯中,加 1mol/L 盐酸溶液 10ml,使其溶解后转入 100ml 容量瓶中,加去离子水至刻度,混匀,置棕色瓶中保存。

3. 显色应用液　临用前将上述 1 液和 2 液等量混合即可。

4. 镁标准液　精确称取硫酸镁 0.2026g 于 1L 容量瓶中,加少量去离子水溶解,再精确称取干燥碳酸钙 250mg 于小烧杯中,加去离子水 40ml 及 1mol/L 盐酸 6ml,慢慢加温至 60℃,使其溶解,冷却后转入上述容量瓶中,然后加去离子水至刻度,盛入塑料瓶中可长期保存,此液含镁 0.823mmol/L,钙 2.5mmol/L。

5. 仪器包括分光光度计或半自动、全自动生化分析仪,水浴箱等。

【操作方法】

1. 自动分析法　按照仪器说明书要求进行操作。

2. 手工法　按表 9-7 进行操作。

表 9-7　甲基麝香草酚蓝测定血清镁操作步骤

加入物(ml)	空白管	标准管	质控管	测定管
去离子水	0.1	—	—	—
镁标准液	—	0.1	—	—
质控血清	—	—	0.1	—
待测血清	—	—	—	0.1
显色应用液	4.0	4.0	4.0	4.0

混匀各管,室温下放置 5 分钟,分光光度计波长 600nm,比色杯光径 10mm,以空白管调零,读取各管吸光度。

【结果】

$$血清镁(mmol) = \frac{测定管吸光度值}{标准管吸光度值} \times 标准液浓度$$

【参考区间】

成人:0.67～1.04mmol/L(1.64～2.52mg/dl)

【质量控制】

1. 溶血标本对本测定有干扰,故应避免。

2. EGTA 是一种金属络合物,在碱性条件下能络合钙而不络合镁,但浓度过高也能络合镁,故称量必须准确。

3. 在镁标准液中加入 2.5mmol/L 钙,可避免 EGTA 对镁的络合。

4. 线性范围至少可达 5.0mmol/L,120 分钟内显色稳定,标准管及测定管显色后室温放置 180 分钟后吸光度略有下降,批内 *CV* 为 2.43%,批间 *CV* 为 4.12%,平均回收率为 98.9%。与原子吸收光光度法比较,相关系数 $\gamma = 0.982$。

5. 血红蛋白为 3.3g/L 以上时,有很大的干扰;血清胆红素高达 427.5μmol/L 时对结果无影响,本法能用于自动分析仪终点法测定。

【临床意义】

1. 血清镁增高　见于以下几种疾病:①肾脏疾病,如急性或慢性肾衰竭;②内分泌疾病,如甲状腺功能减退症、甲状旁腺功能减退症、艾迪生病和糖尿病昏迷;③多发性骨髓瘤、严重脱水症等血清镁也增高。

2. 血清镁降低　见于以下疾病:①镁由消化道丢失,如长期禁食,吸收不良或长期丢失胃肠液者,慢性腹泻,吸收不良综合征、长期吸收胃液者等;②镁由尿路丢失,如慢性肾炎多尿期或长期用利尿药治疗者等;③内分泌疾病,如甲状腺功能亢进症、甲状旁腺功能亢进症、糖尿病酸中毒、醛固酮增多症等,以及长期使用皮质激素治疗。

【思考题】

1. 简述 MTB 法检测血清镁的原理。

2. 镁标准液中加入钙离子有何作用?

3. 血镁检测有何临床意义?

实训三十一　血清(浆)碳酸氢根及总二氧化碳测定(酶终点法)

血气分析参数与酸碱平衡指标是临床上一组重要的生物化学指标,在指导由各种原因导致的酸碱平衡紊乱的判断、呼吸衰竭患者的诊疗、各种严重患者的监护和抢救中具有十分重要的意义。临床上常通过血气分析仪利用电极法直接测定血液氧分压(PO_2)、二氧化碳分压(PCO_2)和 pH 三个主要指标,然后由这三个指标计算出碳酸氢根(HCO_3^-)、总二氧化碳(TCO_2)等其他酸碱平衡相关的诊断指标。临床实验室也可用酶法直接测定 HCO_3^- 的浓度。如果先将标本加碱性缓冲液碱化(目的是使血中所有的 CO_2 和碳酸盐转变为 HCO_3^-),再行酶法测定 HCO_3^- 的浓度,即为总二氧化碳浓度。

【目的和要求】

掌握:酶法测定碳酸氢根浓度的基本原理。

熟悉:碳酸氢根浓度和总二氧化碳的测定对酸碱平衡分析的意义。

了解:酶法测定碳酸氢根浓度的过程。

【实验原理】

血清(浆)碳酸氢根在磷酸烯醇式丙酮酸羧化酶(PEPC)的催化下,和磷酸烯醇式丙酮酸(PEP)反应,生成草酰乙酸和磷酸,草酰乙酸在苹果酸脱氢酶(MDH)作用下转化成苹果酸,同时将 NADH 氧化成 NAD^+,在 340nm 处吸光度的减少与样品中 HCO_3^- 浓度成正比。

【试剂与仪器】

1. 酶工作液　某公司试剂的基本成分如下:磷酸烯醇式丙酮酸(PEP)7.0mmol/L;NADH 0.45mmol/L;磷酸烯醇式丙酮酸羧化酶(PEPC)≥400U/L;苹果酸脱氢酶(MDH)≥600U/L;氯化镁($MgCl_2$)8mmol/L;Tris25mmol/L。

2. 碳酸氢钠标准液　25.0mmol/L。

3. 仪器包括分光光度计或半自动、全自动生化分析仪,水浴箱等。

【操作方法】

1. 自动分析法　按照仪器说明书要求进行操作。

2. 手工法　按表9-8进行操作。

表9-8　血清(浆)碳酸氢根测定操作步骤

加入物(ml)	空白管	标准管	质控管	测定管
去离子水	0.01	—	—	—
碳酸氢钠标准液	—	0.01	—	—
质控血清	—	—	0.01	—
血清(浆)	—	—	—	0.01
酶工作液	2.0	2.0	2.0	2.0

混匀各管,37℃水浴5分钟,分光光度计波长340nm,比色杯光径10mm,以空白管调零,读取各管吸光度。

【结果】

$$血清(浆)碳酸氢根浓度(mmol) = \frac{空白管吸光度 - 测定管吸光度值}{空白管吸光度 - 标准管吸光度值} \times 标准液浓度$$

【参考区间】

血清(浆)碳酸氢根浓度　动脉血:21~28mmol/L;静脉血:22~29mmol/L

血清(浆)总二氧化碳浓度　动脉血:24~32mmol/L

【质量控制】

1. 试剂不用时要拧紧瓶盖,并冷藏于2~8℃,以防空气中 CO_2 的吸收。

2. 为确保测试质量,应注意仪器的校正、测定温度、时间的控制。

3. 样本为新鲜血清或适量用量的肝素抗凝血浆(不能采用草酸盐、柠檬酸盐、EDTA 抗凝的血浆)。标本在采集处理时,要严格做到密封,尽可能减少暴露空气中的时间,避免 CO_2 的逸出,使结果偏低。标本采集后应及时分离血清(浆),并及时测定。一般溶血及黄疸对测定无影响,严重脂血对结果有影响。

4. 线性范围　10~50mmol/L,标本含量 >50mmol/L 时1:1 稀释后再行检测。

5. 精密度　批内($n=12$) $CV \leqslant 5\%$ 。

【临床意义】

TCO_2 是指血浆中以各种形式存在的 CO_2 总量,包括三部分: HCO_3^- (占95%),物理溶解的 CO_2 (占5%)和极少量的 H_2CO_3 、蛋白氨基甲酸酯及 CO_3^{2-} 等。 TCO_2 是代谢性酸碱中毒的指标之一,但受体内呼吸及代谢两方面因素的影响。增高见于代谢性碱中毒或呼吸性酸中毒;降低见于代谢性酸中毒或呼吸性碱性中毒。

HCO_3^- 是血浆中 CO_2 存在的主要形式,其变化主要反映代谢性酸碱平衡紊乱,但同时也受呼吸因素的影响。血浆中 HCO_3^- 增高,常见于代谢性碱中毒如幽门梗阻、库欣综合征、服碱性药物过多等;以及呼吸性酸中毒时如肺源性心脏病(肺心病)、呼吸中枢抑制、呼吸肌麻痹、肺气肿、支气管扩张和气胸等。血浆中 HCO_3^- 减低,常见于代谢性酸中毒如严重腹泻、肾衰竭、糖尿病酮症、感染性体克、服酸性药物过多等;慢性呼吸性碱中毒时,由于长时期呼吸增速,肺泡中 PCO_2 减低,肾小管代偿性 HCO_3^- 排出增多。

【思考题】

1. 用于测定血清(浆)碳酸氢根的标本有何要求?

2. 试述血清(浆)碳酸氢根测定在单纯性酸碱平衡紊乱判断中的作用。

(李晶琴)

实训三十二　血清铁和总铁结合力测定(亚铁嗪比色法)

【目的和要求】

掌握:亚铁嗪比色法测定血清铁和总铁结合力的原理。

熟悉:亚铁嗪比色法测定血清铁和总铁结合力的操作与注意事项。

了解:亚铁嗪比色法测定血清铁和总铁结合力的临床意义。

【实验原理】

血清中的铁与运铁蛋白结合成复合物,在酸性介质中铁从复合物中解离出来,被还原剂还原成二价铁,再与亚铁嗪直接作用生成紫红色复合物,与同样处理的铁标准液比较,即可求得血清铁含量。

总铁结合力(TIBC)是指血清中运铁蛋白能与铁结合的总量。将过量铁标准液加到血清中,使之与未带铁的运铁蛋白结合,多余的铁被轻质碳酸镁粉吸附除去,然后测定血清中总铁含量,即为总铁结合力。

【试剂与仪器】

1. 0.4mol/L甘氨酸/盐酸缓冲液(pH 2.8)　0.4mol/L甘氨酸溶液58ml,0.4mol/L盐酸溶液42ml和Triton X-100 3ml混合后加入无水亚硫酸钠800mg,使溶解。

2. 亚铁嗪显色剂　称取亚铁嗪[3-(2-吡啶基)-5,6-双(4-苯磺酸)-1,2,4-三嗪;ferrozine]0.6g溶于去离子水100ml中。

3. 1.79mmol/L铁标准贮存液　精确称取优级纯硫酸高铁铵[$FeNH_4(SO_4)_2 \cdot 12H_2O$]0.8635g,置于1L容量瓶中,加入去离子水约50ml,逐滴加入浓硫酸5ml,溶解后用去离子水定容至刻度,混匀。置棕色瓶中可长期保存。

4. 35.8μmol/L铁标准应用液　吸取铁标准贮存液2ml,加入去离子水约50ml及浓硫酸0.5ml,再用去离子水稀释至刻度,混匀。

5. 179μmol/L TIBC铁标准液　准确吸取铁标准贮存液10ml,加入去离子水约50ml及浓硫酸0.5ml,再用去离子水稀释至刻度,混匀。

6. 轻质碳酸镁粉。

7. 仪器　分光光度计或自动生化分析仪。

【操作方法】

1. 血清铁测定　取试管4支标明标准管、质控管、测定管和空白管,按表9-9操作。

表9-9　血清铁测定(亚铁嗪比色法)操作步骤

加入物(ml)	标准管	质控管	测定管	空白管
铁标准应用液	0.45	—	—	—
质控血清	—	0.45	—	—
血清	—	—	0.45	—
去离子水(μl)	—	—	—	0.45
甘氨酸-盐酸缓冲液	1.2	1.2	1.2	1.2
混匀,于562nm波长处,以空白管调零,读取测定管吸光度(血清空白)				
亚铁嗪显色液	0.05	0.05	0.05	0.05

混匀,放置室温 15 分钟或 37℃ 10 分钟,再次读取各管吸光度。

2. 血清总铁结合力测定　在试管中加入血清 0.45ml,179μmol/L TIBC 铁标准液 0.25ml 及去离子水 0.2ml,充分混匀后,放置室温 10 分钟,加入碳酸镁粉末 20mg,在 10 分钟内振摇数次,3000r/min 离心 10 分钟,取上清液(代替血清)与血清铁测定同样操作,具体操作见表 9-10。

表 9-10　血清总铁结合力测定(亚铁嗪比色法)操作步骤

加入物(ml)	标准管	质控管	测定管	空白管
铁标准应用液	0.45	—	—	—
质控血清	—	0.45	—	—
上清液	—	—	0.45	—
去离子水	—	—	—	0.45
甘氨酸-盐酸缓冲液	1.2	1.2	1.2	1.2
混匀,于 562nm 波长处,以空白管调零,读取测定管吸光度(血清空白)				
亚铁嗪显色液	0.05	0.05	0.05	0.05

混匀,放置室温 15 分钟或 37℃ 10 分钟,再次读取各管吸光度。

【结果】

$$血清铁(\mu mol/L) = \frac{测定管吸光度 - (血清空白管吸光度 \times 0.97)}{标准管吸光度} \times 35.8$$

$$血清总铁结合力(\mu mol/L) = \frac{测定管吸光度 - (血清空白管吸光度 \times 0.97)}{标准管吸光度} \times 71.6$$

由于两次测定吸光度时溶液体积不同,故应将血清空白吸光度乘以 0.97 校正。

【参考范围】

1. 血清铁　成年男性:11~30μmol/L
　　　　　　成年女性:9~27μmol/L

2. 血清总铁结合力　成年男性:50~77μmol/L
　　　　　　　　　　成年女性:54~77μmol/L

【质量控制】

1. 实验用水必须经过去离子处理。玻璃器材必须用 10%(V/V)盐酸浸泡 24 小时,取出后再用去离子水冲洗后方可应用。应避免与铁器接触,以防止污染。

2. 溶血标本对测定有影响,因此应避免溶血。

3. 标准液呈色可稳定 24 小时;血清呈色在 30 分钟内是稳定的,此后它们的颜色会慢慢增加,大约每小时吸光度增加 0.002,因此,应在 1 小时内比色完毕。

4. 血清铁还存在着日内变异,早上的值最高,晚上的值最低。

5. 线性范围　在 140μmol/L 以下线性良好,符合 Beer 定律。

6. 批内精密度($n=20$),测定范围 18.45~19.2μmol/L,$\overline{X}$:17.92μmol/L,SD:0.31μmol/L,CV:3.01%。血清总铁结合力(TIBC),$\overline{X}$:61.51μmol/L,SD:2.15μmol/L,CV:3.5%。批间 CV:2.56%。

7. 回收试验回收率　98.3%~100.56%。

8. 干扰试验　Hb>250mg/L 时结果偏高 1%~5%。胆红素 102.6~171μmol/L 时结果升高 1.9%~2.8%。TG5.65μmol/L 时结果升高 5.6%。铜 31.4μmol/L 时结果升高 0.33μmol/L,在生理条件下铜与 CER 结合,故对铁的测定基本上无干扰。

【临床意义】

1. 血清铁降低

（1）体内总铁不足：如营养不良、铁摄入不足或胃肠道病变、缺铁性贫血。

（2）铁丢失增加：如泌尿道、生殖道、胃肠道的慢性长期失血。

（3）铁的需要量增加：如妊娠及婴儿生长期；感染、尿毒症、恶病质等疾病。

2. 血清铁增高见于血色沉着症（含铁血黄素沉着症）；溶血性贫血从红细胞释放铁增加；肝坏死贮存铁从肝放出；铅中毒、再生障碍性贫血、血红素合成障碍，如铁粒幼红细胞贫血等铁利用和红细胞生成障碍。

3. 血清总铁结合力增高　见于各种缺铁性贫血，运铁蛋白合成增强；肝细胞坏死等贮存铁蛋白从单核吞噬系统释放入血液增加。

4. 血清总铁结合力降低　见于遗传性运铁蛋白缺乏症，运铁蛋白合成不足；肾病、尿毒症运铁蛋白丢失；肝硬化、血色沉着症贮存铁蛋白缺乏。

【思考题】

试述亚铁嗪比色法测定血清铁和总铁结合力的原理和临床意义。

（黄泽智）

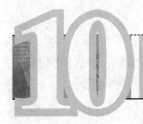

模块三 器官功能与疾病检验

项目十

肝功能测定

用于肝胆疾病诊断的临床检验项目很多,包括反映肝实质病变的项目,如丙氨酸氨基转移酶、天冬氨酸氨基转移酶等;反映肝脏分泌和排泄功能的项目,如血清总胆红素、直接胆红素、总胆汁酸等;反映肝细胞合成功能的试验,如血清清蛋白、胆碱酯酶、凝血酶原等;反映肝纤维化的项目,如单胺氧化酶、Ⅲ型前胶原肽等。通过这些项目的检测,可以从不同方面对肝脏的代谢、转化、分泌和排泄功能作出综合评价。本章主要介绍丙氨酸氨基转移酶、天冬氨酸氨基转移酶和血清胆红素的测定方法。

实训三十三 血清丙氨酸氨基转移酶活性测定

丙氨酸氨基转移酶(alanine aminotransferase,ALT)是临床上常检测的转氨酶之一,其测定方法有多种,如赖氏法、速率法等。

一、速 率 法

【目的和要求】

掌握:速率法测定血清丙氨酸氨基转移酶的基本原理。

熟悉:速率法测定血清丙氨酸氨基转移酶的操作步骤。

了解:单试剂法和双试剂法的优缺点。

【原理】

在 ALT 速率法测定中酶偶联反应式为:

$$L-丙氨酸+\alpha-酮戊二酸\xrightarrow{ALT}丙酮酸+L-谷氨酸$$

$$丙氨酸+NADH+H^+\xrightarrow{LDH}乳酸+NAD^+$$

在 340nm 监测 NADH 吸光度的下降速率($-\Delta A/min$),计算出 ALT 的活性单位。

(一)单试剂法

血清与(试剂成分完整的)底物溶液混合,ALT 催化反应立即开始,在波长 340nm,比色杯光径 1.0cm,37℃经 90 秒延滞期后连续监测吸光度下降速率。根据线性反应期吸光度下降速率($-\Delta A/min$),计算出 ALT 活力单位。

【试剂与仪器】

1. 试剂成分和在反应液中的参考浓度

pH	7.15 ± 0.05
Tris-HCl 缓冲液	100mmol/L
L-丙氨酸	500mmol/L
α-酮戊二酸	15mmol/L
NADH	0.18mmol/L
磷酸吡哆醛(P5′P)	0.1mmol/L
乳酸脱氢酶	1700U/L

2. 市售 ALT 底物的复溶及保存 按试剂盒说明书规定操作,但起始吸光度(A)必须大于 1.2,试剂空白测定值必须小于 5U/L。达不到要求者,视为此试剂不合格,不能使用。

3. 自动生化分析仪。

【操作方法】

具体操作程序根据各医院拥有的自动生化分析仪型号及操作说明书而定。

1. 血清稀释度 以 100μl 血清加 1000μl ALT 底物溶液为例,稀释倍数为 11。血清占总反应液体积分数为 0.0909。

2. 主要参数

系数	1768
孵育时间	90 秒
连续监测时间	60 秒
比色杯光径	1.00cm
波长	340nm
吸样量	500μl
温度	37℃

【结果】

$$\text{ALT}(\text{U/L}) = \Delta A/\min \times \frac{10^6}{\varepsilon} \times \frac{\text{TV}}{\text{SV}} = \Delta A/\min \times \frac{10^6}{6220} \times \frac{1.1}{0.1} = \Delta A/\min \times 1768$$

式中,6220 为 NADH 在 340nm 波长,比色杯光径 1.00cm 时的摩尔吸光度。

(二)双试剂法

血清与(缺少 α-酮戊二酸的)底物溶液混合,37℃保温 5 分钟,使样本中所含的 α-酮酸(如丙酮酸)引起的副反应进行完毕,然后加入 α-酮戊二酸启动 ALT 的催化反应,在 340nm 波长处连续监测吸光度下降速率。根据线性期吸光度下降速率(-ΔA/min),计算出 ALT 活力单位。

【试剂与仪器】

1. 试剂(Ⅰ)

Tris 缓冲液	100mmol/L
L-丙氨酸	500mmol/L
NADH	0.18mmol/L
LDH	1700U/L
pH	7.15 ± 0.05
磷酸吡哆醛(P5′P)	0.1mmol/L

2. 试剂(Ⅱ) α-酮戊二酸 15mmol/L

3. 自动生化分析仪。

【操作方法】

血清 100μl,加试剂(Ⅰ)1000μl,混匀,37℃温育 5 分钟。然后加入试剂(Ⅱ)100μl,混匀,启动 ALT 催化反应。在波长 340nm,光径 1.0cm,延滞期 30 秒,连续监测吸光度下降速率约 180

秒。根据线性期的 $-\Delta A/min$,计算出 ALT 活力。

【结果】

1. 血清稀释倍数为12,血清占反应液体积分数为0.0833。

2. 计算

$$ALT(U/L) = \Delta A/min \times \frac{10^6}{6220} \times \frac{1.2}{0.1} = \Delta A/min \times 1929$$

【参考区间】

酶测定温度37℃,底物溶液中不含 P5′P 成分。健康成人 ALT 的参考区间为:男性:5~40U/L;女性:5~35U/L。

IFCC,反应温度37℃,底物溶液中含 P5′P,国外健康成年人参考区间为:男性:13~40U/L;女性:10~28U/L。

【质量控制】

1. ALT 测定中存在着两个副反应

(1)血清中存在的游离 α-酮酸(如丙酮酸)能消耗 NADH。

$$丙酮酸 + NADH + H^+ \xrightarrow{LDH} 乳酸 + NAD^+$$

(2)血清中谷氨酸脱氢酶(GLDH)增高时,在有氨存在的条件下,亦能消耗 NADH。

$$\alpha - 酮戊二酸 + NADH + H^+ + NH_4^+ \xrightarrow{GLDH} L - 谷氨酸 + NAD^+ + H_2O$$

上述副反应都能消耗 NADH,使340nm 处吸光度下降值(-ΔA/min)增加,使测定结果偏高。因此,在单试剂法中要有足量的 LDH(如2000U/L,Scandinavia 法;1200V/L,IFCC 法),才能保证 α-酮酸(尤其当遇到丙酮酸含量升高的标本)引起的副反应在规定的延滞期内进行完毕。这样 LDH 含量高,试剂成本提高。目前推荐双试剂法,因孵育期长能有效地消除干扰反应,提高测定准确性,是 ALT 测定的首选方法。双试剂法可适当地降低试剂中 LDH 的用量。至于 NH_4^+ 的干扰,除严重肝病时血清谷氨酸脱氢酶活性增高和血氨增高时外,一般说血清中 NH_4^+ 的含量甚微,此干扰反应不大,但 LDH 原试剂往往是用饱和硫酸铵配制的,厂方在使用前必须经过严格的脱氨处理。

2. 在 AACC 或 IFCC 推荐的试剂盒中含有 P5′P,这是转氨酶的辅基,能使血清中 ALT 发挥最大活性。文献报告,某些病理状态下,血清中存在脱辅基的 ALT 酶蛋白,当使用含 P5′P 的底物时可使血清 ALT 活性提高7%~55%。变化幅度之大小与血清中原有 P5′P 含量有关,健康人血清中 P5′P 含量适中,底物中 P5′P 对增高 ALT 活性作用不大。但肾脏病患者血清 P5′P 水平偏低,底物中 P5′P 可显著升高血清 ALT 活性。

3. ALT 测定中有的用磷酸盐缓冲液,有的用 Tris 缓冲液。有报告:①NADH 在 Tris 缓冲液中稳定性较高;②P5′P 在 Tris 缓冲液中,显示出更有效的激活作用,而磷酸盐缓冲液有延缓 P5′P 与脱辅基酶蛋白的结合作用。

4. 试剂空白测定值　以蒸馏水代替血清,测定 ALT 活性单位,规定测定值小于5U/L。试剂空白的读数是由于工具酶中的杂酶及 NADH 自发氧化所引起。在报告结果时应扣去每批试剂的试剂空白测定值。

5. 正常 ALT 水平新生儿比成人约高2倍,出生后约3个月降至成年人水平。新生儿,尤其未成熟儿,肝细胞膜通透性较大,ALT 从肝细胞渗入血浆,使血清 ALT 水平升高。

6. 酶速率法测定中,要求使用的分光光度计,带宽≤6nm,比色杯光径1.00cm,具有30℃或37℃恒温装置,能自动记录吸光度的动态变化。

7. 血清不宜反复冰冻保存,以免影响酶活性。血清置4℃冰箱1周,酶活性无显著变化。不推荐冰冻保存 ALT 测定标本。

8. 宜用血清标本。草酸盐、肝素、枸橼酸盐虽不抑制酶活性,但可引起反应液轻度混浊。红细胞内 ALT 含量为血清中 3~5 倍,应避免标本溶血。尿液中含有少量(或没有)ALT,不推荐分析尿液中 ALT 活性。

9. 由于测定上限在酶促反应的线性范围内,偏差小,准确性好;测定条件易于控制,精确性比赖氏法好;标本不需要标准对照,测定结果计算方便,但实验条件要求严格,成本高。

【临床意义】

肝细胞中 ALT 含量较多,且主要存在于胞质内。当肝细胞受损时,此酶可释放入血,使血中 ALT 活性浓度增加。

1. 作为肝细胞损伤的灵敏指标 急性病毒性肝炎患者血清转氨酶升高的阳性率可达 80%~100%,到恢复期,转氨酶逐渐转入正常。但如果在 100U 左右波动,或恢复后再度上升提示转化为慢性活动性肝炎。重症肝炎或亚急性重型肝炎患者症状恶化时,该酶活性反而降低,提示肝细胞坏死后增生不良、预后不佳。

2. 作为肝病诊断的重要指标 慢性活动性肝炎或脂肪肝时,转氨酶轻度增高(100~200U),或在正常范围,且 AST > ALT。肝硬化、肝癌时,ALT 有轻度或中度增高,提示可能并发肝细胞坏死,预后严重。其他原因引起的肝脏损害,如心功能不全时,肝淤血导致肝小叶中央带细胞的萎缩或坏死,可使 ALT、AST 明显升高;某些化学药物如异菸肼、氯丙嗪、苯巴比妥、四氯化碳、砷剂等可不同程度地损害肝细胞,引起 ALT 的升高。

3. 协助诊断其他疾病 骨骼肌损伤、多发性肌炎等因素亦可引起转氨酶升高。磷酸吡哆醛缺乏症时 ALT 活性也降低。

【思考题】

1. 比较单试剂法和双试剂法的优缺点。

2. 试述速率法的检测原理。

二、赖氏比色法

【目的和要求】

掌握:赖氏法测定血清丙氨酸氨基转移酶的原理和标准曲线的绘制。

熟悉:血清丙氨酸氨基转移酶测定的临床应用。

了解:固定时间法测定酶活性的特点与应用。

【实验原理】

ALT 能催化 L-丙氨酸与 α-酮戊二酸间的氨基移换反应,生成 α-丙酮酸和 L-谷氨酸。酶促反应 30 分钟后,加入显色剂 2,4-二硝基苯肼溶液终止反应,并与反应液中的两种 α-酮酸生成相应的 2,4-二硝基苯腙(丙酮酸苯腙和 α-酮戊二酸苯腙)。在碱性条件下,两种苯腙的吸收光谱曲线有差别,在 500~520nm 处差异最大,以等摩尔浓度计算,丙酮酸苯腙的呈色强度约为 α-酮戊二酸苯腙的 3 倍。据此可以计算出丙酮酸的生成量,推算出 ALT 的活性单位。

$$L-丙氨酸 + \alpha-酮戊二酸 \xrightarrow{ALT} \alpha-丙酮酸 + L-谷氨酸$$

$$\alpha-酮酸 + 2,4-二硝基苯肼 \xrightarrow{碱性条件} 2,4-二硝基苯腙$$

$$(红棕色,\lambda = 505nm)$$

【试剂与仪器】

1. 0.1mol/L 磷酸二氢钾溶液 称取 KH_2PO_4 13.61g,溶解于蒸馏水中,并加蒸馏水至 1000ml,4℃保存。

2. 0.1mol/L 磷酸氢二钠溶液 称取 Na_2HPO_4 14.22g,溶解于蒸馏水中,并稀释至 1000ml,4℃保存。

3. 0.1mol/L 磷酸盐缓冲液(pH 7.4) 取 0.1mol/L 磷酸氢二钠溶液 420ml 和 0.1mol/L 磷酸二氢钾溶液 80ml,混匀,即为 pH 7.4 的磷酸盐缓冲液。加氯仿数滴,4℃保存。

4. 基质缓冲液 其中含 0.2mol/L 丙氨酸,2.0mmol/L α-酮戊二酸。精确称取 DL-丙氨酸 1.79g,α-酮戊二酸 29.2mg,溶于 0.1mol/L 磷酸盐缓冲液约 50ml 中,用 1mol/L NaOH 调 pH 至 7.4,再加磷酸盐缓冲液至 100ml。每升底物缓冲液中可加入麝香草酚 0.9g 或加氯仿防腐,4~6℃保存,该溶液可稳定 2 周。

5. 1.0mmol/L 2,4-硝基苯肼溶液 称取 2,4-二硝基苯肼(AR)19.8mg,溶于 1.0mol/L 盐酸 100ml,置棕色玻璃瓶中,室温保存。若有结晶析出,应重新配制。

6. 0.4mol/L NaOH 溶液 称取 NaOH 1.6g 溶解于蒸馏水中,并加蒸馏水至 100ml 中,置具塞塑料试剂瓶内,室温下可长期稳定。

7. 2.0mmol/L 丙酮酸标准液 准确称取丙酮酸钠(AR)22.0mg,置于 100ml 容量瓶中,加 0.05mol/L 硫酸至刻度。丙酮酸不稳定,开封后易聚合为多聚丙酮酸,需干燥后使用。

8. 仪器 半自动生化分析仪或分光光度计。

【操作方法】

1. ALT 标准曲线绘制

(1)按表 10-1 进行操作。

表 10-1 ALT 标准曲线绘制

加入物(ml)	1	2	3	4	5
0.1mol/L 磷酸盐缓冲液	0.1	0.1	0.1	0.1	0.1
2.0mmol/L 丙酮酸标准液	0	0.05	0.10	0.15	0.20
基质缓冲液	0.50	0.45	0.40	0.35	0.30
1.0mmol/L 2,4-二硝基苯肼	0.5	0.5	0.5	0.5	0.5
混匀,37℃水浴 20 分钟					
0.4mol/L NaOH	5	5	5	5	5
相当于酶活性浓度(卡门单位)	0	28	57	97	150

(2)混匀,放置 5 分钟。用 505nm 波长,以蒸馏水调零,测定各管吸光度。各管吸光度减去"1"号管吸光度为该管的吸光度值。

(3)以各管的吸光度值为纵坐标,对应的酶卡门活性单位为横坐标作图,用平滑曲线表示即为标准曲线。

2. 标本的测定

(1)在测定前先取适量的底物溶液和待测血清,在 37℃水浴预温 5 分钟后方可使用。具体操作方法按表 10-2 进行。

表 10-2 赖氏法测定 ALT 操作步骤

加入物(ml)	对照管	质控管	测定管
待测血清	0.1	—	0.1
质控血清	—	0.1	—
基质缓冲液	—	0.5	0.5
混匀,置 37℃水浴 30 分钟			
1.0mmol/L 2,4 二硝基苯肼	0.5	0.5	0.5

续表

加入物(ml)	对照管	质控管	测定管
基质缓冲液	0.5	—	—
混匀后,置37℃水浴20分钟			
0.4mol/L NaOH 溶液	5.0	5.0	5.0

(2)室温放置5分钟,用505nm波长,以蒸馏水调零,读取各管吸光度。

【结果】

测定管吸光度减去对照管吸光度即为标本的吸光度,查标准曲线,即可得到 ALT 的卡门单位。

【参考区间】

5~25 卡门单位。

赖氏法套用速率法的卡门单位,定义为:血清1ml,反应液总体积3ml,反应温度25℃,波长340nm,比色杯光径1.0cm,每分钟吸光度下降0.001为一个卡门单位(相当于0.48U)。

【质量控制】

1. 标本选择　以选用新鲜、无溶血的血清标本为佳,因为草酸盐、肝素、枸橼酸盐虽不抑制酶活性,但可引起反应液的轻度混浊;红细胞内 ALT 为血清中3~5倍,溶血标本血清中 ALT 会大幅升高。

2. 标本的保存　用于测定 ALT 的血清标本在室温(25℃)可以保存2天,在4℃可保存1周,在-25℃可保存1个月。

3. 试剂处理　丙酮酸不稳定,在空气中易聚合成多聚丙酮酸,失去显色反应特性。因此使用前应将丙酮酸放于干燥箱(40~55℃)2~3小时或放于干燥器中过夜。

4. 试剂空白　基质液中的α-酮戊二酸和显色剂2,4-二硝基苯肼均为呈色物质,称量一定要准确。每批试剂的空白管吸光度上下波动不应超过0.015。

5. 影响因素　严重脂血、黄疸及溶血血清可增加测定的吸光度。酮症酸中毒病人血中的酮体也能和2,4-二硝基苯肼呈色,引起测定管吸光度增加。检测这类标本时应作血清标本对照管。

6. 线性范围　本法线性范围较窄,主要是由于反应体系中底物α-酮戊二酸浓度和显色剂2,4-二硝基苯肼浓度相对不足,反应产物丙酮酸对显色反应有反馈抑制作用。37℃测定时标准曲线只能延长至150卡门单位,不能超过200卡门单位。当酶活力超过150卡门单位时,应稀释后再进行测定。

7. 空白管吸光度　试剂空白管吸光度主要与α-酮戊二酸和2,4-二硝基苯肼浓度有关。如果这两种试剂的浓度太高,空白管吸光度就会很大。因此,在赖氏法测定中必须大大降低这两种试剂的浓度,以降低空白试剂的吸光度。这样又会造成 ALT 测定不是在最佳条件下进行,反应中丙酮酸生成量与 ALT 活性不呈直线关系,而呈现一种特殊的曲线关系。这是赖氏法的最大缺陷。

8. 重复性差　主要原因有:①不能达到最大反应速度,产物生成量与酶的活性之间不能呈现良好的线性关系;②酶促反应中2,4-二硝基苯肼与这两种酮酸的结合显色度不易控制,低浓度的2,4-二硝基苯肼使标准曲线弯曲呈非线性也影响测定结果;③产物旁路效应,即 ALT 催化生成的产物丙酮酸,在乳酸脱氢酶催化下而消耗,从而影响测定结果。这种现象称为产物旁路效应。

9. 准确性差　主要原因有:①线性范围狭窄:40℃时校准曲线线性范围只到97个卡门单

位,在37℃时可延长至150卡门单位。但临床许多患者的实际值超过这个范围。尽管采用标本稀释后再测定,结果乘以稀释倍数,但偏差大;②影响实验条件的因素多,而且不易控制,系统误差大。

10. 试剂稳定性差　基质液不易保存(易长菌),易失效,故保存期短,影响试剂的批间结果的一致性。

11. 操作简便,实验条件要求不高,便于基层医疗单位开展。

【思考题】

1. 赖氏法测定血清 ALT 时标准曲线为何不是直线?绘制标准曲线时应注意哪些问题?

2. 简述赖氏法测定 ALT 的反应原理和临床价值。

实训三十四　血清天冬氨酸氨基转移酶活性测定

天冬氨酸氨基转移酶(aspartate aminotransferase,AST)是另一种重要的转氨酶,测定方法有连续检测法、赖氏法等。

一、速　率　法

【目的和要求】

掌握:辅酶的氧化还原互变反应测定酶活性的基本原理。

熟悉:天冬氨酸氨基转移酶测定的临床意义。

了解:氧化还原互变试验的注意事项及方法学评价。

【原理】

AST 速率法测定中的酶偶联反应式为:

$$L-天门冬氨酸 + \alpha-酮戊二酸 \xrightarrow{AST} L-谷氨酸 + 草酰乙酸$$

$$草酰乙酸 + NADH + H^+ \xrightarrow{MDH} L-苹果酸 + NAD^+$$

NADH 被氧化为 NAD^+,在 340nm 处可连续监测到吸光度的下降速率($-\Delta A/min$),该下降速率与 AST 活性呈正比。

血清与底物溶液混匀,酶促反应立即开始,在波长 340nm,比色杯光径 1.0cm,37℃经 90 秒延滞期后连续监测吸光度下降的速率。根据线性反应期吸光度下降速率($-\Delta A/min$),计算 AST 活力。

【试剂与仪器】

1. 单试剂法试剂(pH 7.65)　内含 Tris 缓冲液 80mmol/L、NADH 0.18mmol/L、L-天冬氨酸 240mmol/L、磷酸吡哆醛 0.1mmol/L、苹果酸脱氢酶 1600U/L、乳酸脱氢酶 2500U/L、α-酮戊二酸 12mmol/L。

2. 自动生化分析仪。

【操作方法】

血清 100μl,加 37℃预温的试剂 1000μl,混匀。在波长 340nm 处,孵育时间 90 秒,连续监测吸光度下降速率 60 秒。根据线性反应期吸光度下降速率($-\Delta A/min$),计算出 AST 活性。

【结果】

$$AST(U/L) = \Delta A/min \times \frac{10^6}{6220} \times \frac{1.1}{0.1} = \Delta A/min \times 1768$$

式中 6220 为 NADH 在 340nm 的摩尔吸光系数。

【参考区间】

酶活性测定温度 37℃,底物中不加 P5′P 时健康成年人参考区间为:8~40U/L。

【质量控制】

1. 本法的缺点是标本 AST 活性高时，草酰乙酸对 AST 有反馈抑制，使测定结果偏低；酮血症中乙酰乙酸及 β-羟丁酸，因设对照管不会引起测定结果假性增高。

2. 血清中 AST 在室温下可保存 2 天，在 4℃冰箱可保存 1 周，在 -25℃可保存 1 个月。严重溶血、黄疸及脂血血清可增加测定的吸光度。

【思考题】

1. AST 连续检测法测定的基本原理是什么？

2. AST 测定和 ALT 测定的意义有何异同？

二、赖氏比色法

【目的和要求】

掌握：赖氏法测定血清天冬氨酸氨基转移酶的原理。

熟悉：赖氏法测定血清天冬氨酸氨基转移酶测定的操作步骤。

了解：赖氏法测定血清天冬氨酸氨基转移酶测定的注意事项。

【实验原理】

AST 催化天冬氨酸与 α-酮戊二酸间的氨基移换反应，生成草酰乙酸和谷氨酸：

$$L-天冬氨酸+α-酮戊二酸 \xrightarrow{AST} 草酰乙酸+L-谷氨酸$$

经 60 分钟反应后，加入 2,4-二硝基苯肼终止反应，并与反应液中的两种 α-酮酸生成相应的 2,4-二硝基苯腙。在碱性条件下，两种苯肼的吸收光谱曲线有差别，在 500～520nm 处差异最大，草酰乙酸生成的苯腙的呈色强度显著大于 α-酮戊二酸苯腙。据此可用比色法测定 AST 活力。

【试剂与仪器】

1. 0.1mol/L 磷酸盐缓冲液，pH 7.4。

2. 1mmol/L 2,4-二硝基苯肼溶液。

3. 0.4mol/L 氢氧化钠溶液。

4. 2mmol/L 丙酮酸标准液。

5. AST 底物溶液（DL-天冬氨酸 200mmol/L，α-酮戊二酸 2mmol/L）　称取 α-酮戊二酸 29.2mg 和 DL-天冬氨酸 2.66g，置于一小烧杯中，加入 1mol/L 氢氧化钠约 1.5ml，溶解后加 0.1mol/L 磷酸盐缓冲液约 80ml，用 1mol/L NaOH 调节至 pH 7.4，然后将溶液移入 100ml 容量瓶中，用磷酸盐缓冲液稀释至刻度，放置冰箱保存。

6. 仪器　半自动生化分析仪或分光光度计。

【操作方法】

同 ALT 比色测定法，但酶反应作用时间改为 60 分钟，查 AST 赖氏法标准曲线。

1. AST 标准曲线绘制　按表 10-3 向各管加入相应试剂。操作步骤同 ALT 标准曲线的绘制。

表 10-3　AST 各标准管配制

加入量（ml）	1	2	3	4	5
0.1mol/L 磷酸盐缓冲液	0.1	0.1	0.1	0.1	0.1
2mmol/L 丙酮酸标准液	0	0.05	0.1	0.15	0.2
底物缓冲液	0.5	0.45	0.4	0.35	0.3
相当于酶活力（卡门单位）	0	24	61	114	190

2. 标本的测定　测定前取适量的底物溶液和待测血清,37℃水浴 5 分钟后备用。按表 10-4 操作。

表 10-4　赖氏法测定 AST 操作步骤

加入物(ml)	对照管	质控管	测定管
待测血清	0.1	—	0.1
质控血清	—	0.1	—
基质缓冲液	—	0.5	0.5
混匀,置37℃水浴30分钟			
1.0mmol/L 2,4 二硝基苯肼	0.5	0.5	0.5
基质缓冲液	0.5	—	—
混匀后,置37℃水浴20分钟			
0.4mol/L NaOH 溶液	5.0	5.0	5.0

室温放置 5 分钟,在波长 505nm 处以蒸馏水调零,读取各管吸光度。

【结果】

测定管吸光度减去样本对照管吸光度的差值为标本的吸光度。该值在标准曲线上查得 AST 的卡门单位。

【参考区间】

健康成年人:8~28 卡门单位。

【质量控制】

1. 本法的缺点是当标本 AST 活性高时,草酰乙酸对 AST 显示反馈抑制,使测定结果偏低。酮血症中乙酰乙酸及 β-羟基丁酸,因设对照管不会引起测定结果假性增高。

2. 若用 L-天冬氨酸,称量为 1.33g。

3. 本法为终点法,难以确定酶促反应 30~60 分钟产物生成量与时间成正比。同时也存在底物和 2,4-二硝基苯肼用量不足的问题,由于标本 AST 活性高时,草酰乙酸对 AST 显示反馈抑制,使 AST 活性下降,测定结果偏低。

4. 血清中含有多种酶对 AST 测定产生负干扰现象,如偶联转氨基作用,即 AST 作用生成的产物草酰乙酸会不可逆地转变为丙酮酸而成为 ALT 的底物影响 AST 的测定;产物旁路效应,生成的草酰乙酸可被血清内源性苹果酸脱氢酶催化而消耗,草酰乙酸自发转变成的丙酮酸可被血清中的 LD 催化。本法重复性差,最适条件下的变异系数为 8%,常规条件下的变异系数 <16%。

5. 其他同 ALT 测定的附注。

【临床意义】

1. 用于肝病的诊断　血清中 AST 可来源于肝细胞,各种肝病可引起血清 AST 升高,有时可达 1200U/L,中毒性肝炎病人还可更高。

2. 用于心肌梗死的诊断　AST 在心肌细胞中含量较多,心肌梗死病人发病时,血清中 AST 活性增高,在发病后 6~12 小时显著增高,在 48 小时达到高峰,在 3~5 天恢复正常。

3. 其他疾病的协助诊断　胸膜炎、肾炎以及肺炎病人等也可引起血清 AST 的轻度增高。

【思考题】

1. 试述赖氏法测定血清天冬氨酸氨基转移酶的原理。

2. 如何绘制 ALT 的标准曲线?

实训三十五　血清碱性磷酸酶活性测定

一、速　率　法

【目的和要求】

掌握:速率法测定血清碱性磷酸酶的原理。

熟悉:速率法测定血清碱性磷酸酶的质量控制。

了解:色素原底物反应测定酶活性的应用。

【实验原理】

血清碱性磷酸酶(ALP)速率法测定的反应式为:

$$磷酸对硝基苯酚二钠(4-NPP)+H_2O \xrightarrow{ALP(pH8.6\sim10)} 磷酸+对硝基苯酚(4-NP)$$

$$黄色(405nm)$$

在405nm处检测吸光度变化,吸光度增高速率($\Delta A/min$)与ALP活性呈正比。利用连续监测法酶活性的计算公式,求出ALP活性。

【试剂与仪器】

1. 试剂组成

试剂Ⅰ(R1):二乙基氨基乙醇(EAE)缓冲液1.00mmol/L、$MgCl_2$ 0.5mmol/L。

试剂Ⅱ(R2):4-NPP 100mmol/L、$MgCl_2$ 0.5mmol/L。

若作单试剂法,可将试剂Ⅰ4份与试剂Ⅱ1份临用前混合成工作液。

2. 生化分析仪

【操作方法】

1. 单试剂法　标本10μl,工作液500μl,延迟时间60秒,读数时间120秒。

2. 双试剂法　标本10μl,加试剂Ⅰ(R_1)400μl,混匀,37℃预反应60秒后加入试剂Ⅱ(R_2)100μl,延迟时间60秒,读数时间60秒。

【结果】

$$ALP(U/L) = \Delta A/min \times \frac{V_T}{V_s \times \varepsilon \times d} \times 10^6$$

4-硝基酚(PNP)ε:18 500(405nm)

【参考区间】

40~150U/L。

【质量控制】

1. 血清置室温(25℃)ALP活性显示轻度升高。例如,室温6小时,酶活性约增高1%,置1~4天酶活性增高3%~6%。血清存放冰箱(4℃)酶活性也出现缓慢升高。冰冻血清,ALP活性降低,但当血清复温后,酶活性会慢慢恢复。

2. 本法的线性范围　0~500U/L(37℃)。

【思考题】

ALP连续检测法测定的基本原理是什么?

二、比　色　法

【目的和要求】

掌握:比色法测定血清碱性磷酸酶的原理。

熟悉:比色法测定血清碱性磷酸酶的操作步骤。

了解:比色法测定血清碱性磷酸酶的质量控制。

【实验原理】

在 pH 10.0 的反应液中,碱性磷酸酶催化磷酸苯二钠水解,生成游离酚和磷酸,酚在碱性溶液中与 4-氨基安替比林结合,并经铁氰化钾氧化生成红色的醌的衍生物,根据红色深浅计算酶活力的高低。

【试剂与仪器】

1. 1.0mol/L 碳酸盐缓冲液(pH 10.0)　溶解无水碳酸钠 6.36g、碳酸氢钠 3.36g、4-氨基安替比林 1.5g 于 800ml 蒸馏水中,将此溶液转入 1000ml 容量瓶内,加蒸馏水至刻度,置棕色瓶中贮存。

2. 20mmol/L 磷酸苯二钠溶液　先将 500ml 蒸馏水煮沸,杀灭微生物,迅速加入磷酸苯二钠 2.18g(磷酸苯二钠如含 2 分子结晶水,则应称取 2.54g),冷却后加氯仿 2ml 防腐,置冰箱保存,称为底物溶液。

3. 铁氰化钾溶液　分别称取铁氰化钾 2.5g,硼酸 17g,分别溶于 400ml 蒸馏水中,然后将二液混合,再加蒸馏水至 1000ml,置棕色瓶中避光保存,如出现蓝绿色即弃去。

4. 酚标准贮存液(1mg/ml)　建议购买商品标准液,若自行配制,方法如下:重蒸馏苯酚 1.0g 于 0.1mol/L 盐酸中,并用 0.1mol/L 盐酸稀释至 1L。

5. 酚标准应用液(0.05mg/ml)　酚标准贮存液 5ml,加蒸馏水至 100ml,此液只能保存 2～3 天。

6. 分光光度计。

【操作方法】

按表 10-5 进行编号与测定。

表 10-5　血清碱性磷酸酶测定步骤

加入物(ml)	对照管	质控管	测定管
质控血清	—	0.1	—
待测血清	—	—	0.1
碳酸盐缓冲液	1.0	1.0	1.0
37℃水浴 5 分钟			
底物溶液(预温至 37℃)	1.0	1.0	1.0
混匀,37℃水浴准确保温 15 分钟			
铁氰化钾溶液	3.0	3.0	3.0
血清	0.1	—	—

各管立即混匀,在波长 510nm,以蒸馏水调零点,读取各管吸光度。测定管吸光度减去对照管吸光度,查标准曲线,求出酶活力单位。

金氏单位定义:反应温度 37℃,100ml 血清与底物作用 15 分钟,产生 1mg 酚为 1 个金氏单位。

【标准曲线】

按表 10-6 操作。

表 10-6 标准曲线绘制操作步骤

加入物(ml)	0	1	2	3	4	5
酚标准应用液	0	0.2	0.4	0.6	0.8	1.0
蒸馏水	1.1	0.9	0.7	0.5	0.3	0.1
碳酸盐缓冲液	1.0	1.0	1.0	1.0	1.0	1.0
铁氰化钾溶液	3.0	3.0	3.0	3.0	3.0	3.0
相当于金氏单位	0	10	20	30	40	50

各管立即混匀,在波长510nm,以零号管调零点,读取各管吸光度,并和相应酶活力单位绘制标准曲线。

【结果】

测定管吸光度减去样本对照管吸光度的差值为标本的吸光度,该值在标准曲线上查得 ALP 的金氏单位。

【参考区间】

成人:3～13 金氏单位。

儿童:5～30 金氏单位。

【质量控制】

1. 铁氰化钾溶液中加入硼酸有稳定显色作用。

2. 底物中不应含有游离酚,如空白管显红色,说明磷酸苯二钠已开始分解,应弃去不用。

3. 加入铁氰化钾后必须迅速混匀,否则显色不充分。

4. 黄疸血清及溶血血清分别作对照管,一般血清标本可以共用对照管。

5. 本法水解速度快,保温时间较短;显色稳定;不需去蛋白,操作简单、快速,但与速率法相比,准确度、精密度较低,操作比较繁琐,灵敏度低;酶单位不是国际单位;受胆红素和溶血的干扰。

【临床意义】

碱性磷酸酶可作为肝胆疾病和骨骼疾病的临床辅助诊断的指标。肝胆疾病,如阻塞性黄疸、急性或慢性黄疸型肝炎、肝癌等血清酶活力可增高。骨骼疾病,如纤维性骨炎、成骨不全症、佝偻病、骨软化病、骨转移癌和骨折修复愈合期等,由于骨的损伤或疾病使成骨细胞所含高浓度的碱性磷酸酶释放入血,引起血液中碱性磷酸酶活力增高。ALP 减少比较少见,主要见于呆小病、成骨不全症、磷酸酶过少症、维生素 C 缺乏症等。

【思考题】

1. 试述比色法测定碱性磷酸酶的检测原理。

2. 本法与速率法比较有何优缺点?

实训三十六　血清总胆红素和结合胆红素测定

胆红素是铁卟啉化合物分解的产物,是胆色素的主要成分,正常情况下由肝脏分泌经胆道排泄。测定血清胆红素浓度可以了解肝功能状态,也可以进行黄疸的诊断和鉴别诊断。血清胆红素测定方法有重氮盐法、胆红素氧化酶法、高效液相色谱法等多种。

一、改良 J-G 法

【目的和要求】

掌握:改良 J-G 法测定血清总胆红素和结合胆红素的基本原理。

熟悉:该方法的操作步骤和注意事项。

了解:胆红素测定的临床意义。

【实验原理】

血清中的结合胆红素可以直接与重氮试剂反应,生成偶氮胆红素。而未结合胆红素不能直接与重氮试剂反应,要在加速剂咖啡因-苯甲酸钠-醋酸钠的作用下,破坏分子内的氢键才能反应生成偶氮胆红素。重氮反应体系的 pH 为 6.5,生成的偶氮胆红素为红色,在 530nm 有最大吸收峰。当加入碱性酒石酸钠调节 pH 后,偶氮胆红素由红色转变成蓝绿色,它的最大吸收峰也变化为 600nm。此时,蓝绿色的深浅与血清胆红素浓度成正比,用 600nm 波长比色测定,即可求得血清胆红素浓度。

【试剂与仪器】

1. 咖啡因-苯甲酸钠试剂　称取无水醋酸钠 56g,苯甲酸钠 56g,乙二胺四乙酸二钠(EDTA-Na_2)1.0g,溶于约 700ml 去离子水中,再加入咖啡因 37.5g,搅拌使溶解(加入咖啡因后不能加热溶解),用去离子水补足至 1L,混匀。滤纸过滤,置棕色瓶,室温保存。

2. 碱性酒石酸钠溶液　称取氢氧化钠 75.0g,酒石酸钠($Na_2C_4H_4O_6 \cdot 4H_2O$)320g,用去离子水溶解并补足至 1L,混匀。如浑浊,过滤,置塑料瓶中室温保存。

3. 5g/L 亚硝酸钠溶液　称取亚硝酸钠 5.0g,用去离子水溶解并定容至 100ml,混匀,置棕色瓶,冰箱保存,稳定期不少于 3 个月。作 10 倍稀释成 5g/L,冰箱保存,稳定期不少于 2 周。

4. 5g/L 对氨基苯磺酸溶液　称取对氨基苯磺酸($NH_2C_6H_4SO_3H \cdot H_2O$)5.0g,溶于 800ml 去离子水中,加入浓盐酸 15ml,用去离子水补足至 1L。

5. 重氮试剂　临用前取上述亚硝酸钠溶液 0.5ml 和对氨基苯磺酸溶液 20ml,混匀即成。

6. 5.0g/L 叠氮钠溶液　称取叠氮钠 0.5g,以蒸馏水溶解并稀释至 100ml。

7. 胆红素标准液

(1)稀释用血清配制:收集无溶血、无黄疸、无脂浊的新鲜血清,混合,必要时可用滤菌器过滤。取过滤后的血清 1ml,加入新鲜 0.154mmol/L NaCl 溶液 24ml,混合。在 414nm 波长,1cm 光径,以 0.154mmol/L NaCl 溶液调零点,其吸光度应小于 0.100;在 460nm 的吸光度应小于 0.04。

(2)胆红素标准贮存液(171μmol/L):准确称取胆红素 10mg,加入二甲亚砜 1ml,用玻璃棒搅拌,使成混悬液。加入 0.05mol/L 碳酸钠溶液 2ml,待胆红素完全溶解后,移入 100ml 容量瓶中,以稀释用血清洗涤数次并入容量瓶中,缓慢加入 0.1mol/L 盐酸 2ml,边加边摇(轻轻摇动,以免产生气泡)。最后以稀释用血清定容。配制过程中应尽量避光,贮存容器用黑纸包裹,置 4℃ 冰箱 3 天内有效,但要求配后尽快作标准曲线。

【操作方法】

1. 样品的测定　操作方法按表 10-7 操作。

表 10-7　改良 J-G 法测定胆红素

加入物(ml)	总胆红素测定管	结合胆红素测定管	总胆红素质控管	结合胆红素质控管	对照管
血清	0.2	0.2	—	—	0.2
质控血清	—	—	0.2	0.2	—
咖啡因苯甲酸钠试剂	1.6	—	1.6	—	1.6
对氨基苯磺酸溶液					0.40
重氮试剂	0.4	0.4	0.4	0.4	
每加一种试剂后立即混匀,加重氮试剂后室温放置 10 分钟					

续表

加入物(ml)	总胆红素测定管	结合胆红素测定管	总胆红素质控管	结合胆红素质控管	对照管
叠氮钠溶液	—	0.05	—	0.05	—
咖啡因苯甲酸钠试剂	—	1.55	—	1.55	—
碱性酒石酸钠溶液	1.2	1.2	1.2	1.2	1.2

混匀后,波长600nm,对照管调零,读取吸光度,在标准曲线上查出相应的胆红素浓度。

2. 标准曲线制作　按表10-8稀释胆红素贮存液。

表10-8　系列胆红素标准液的配制

加入物(ml)	1	2	3	4	5
胆红素标准贮存液	0.4	0.8	1.2	1.6	2.0
稀释用血清	1.6	1.2	0.8	0.4	—
相当于胆红素浓度(μmol/L)	34.2	68.4	103	137	171

混匀(不可产生气泡),按总胆红素测定法操作。每一浓度作3个平行管,并分别做标准对照管,用各自的标准对照管调零,读取标准管的吸光度。配制标准液用的溶剂血清中尚有少量胆红素,同样测定吸光度值。每个标准管的吸光度值均应减去此吸光度,然后与相应胆红素浓度绘制标准曲线。

【结果】

标准曲线上查出相应的胆红素浓度。

【参考区间】

血清总胆红素:3.4~17.1μmol/L;血清结合胆红素:0~3.4μmol/L。

【质量控制】

1. 血液标本和标准液应避免阳光直照,防止胆红素的光氧化。胆红素对光的敏感度与温度有关,血标本应避光置冰箱保存。标本置冰箱保存可稳定3天,–70℃暗处保存,稳定3个月。叠氮钠能破坏重氮试剂,终止偶氮反应。凡用叠氮钠作防腐剂的质控血清,可引起偶氮反应不完全,甚至不呈色。

2. 轻度溶血对本法无影响,但严重溶血时可使测定结果偏低。其原因是血红蛋白与重氮试剂反应形成的产物可破坏偶氮胆红素,还可被亚硝酸氧化为高铁血红蛋白而干扰吸光度的测定。血脂及脂溶色素对测定有干扰,应尽量取空腹血。

3. 本法测定血清总胆红素,在10~37℃条件下不受温度变化的影响。呈色在2小时内非常稳定。

4. 胆红素大于342μmol/L的标本可减少标本用量,或用0.154mmol/L NaCl溶液稀释血清后重测。

5. 线性范围　手工操作线性上限虽可做到1.7吸光度。但胆红素超过171μmol/L时,吸光度已达0.8,应减量操作。分析仪检测性上限可达342μmol/L。但本法需多次加试剂,一般无法在全自动生化分析仪中使用。

6. 精密度　正常浓度时精密度较差,特别是批间CV,据报道为14%~20%;而胆红素342μmol/L时,精密度佳,批内CV为0.95%,批间CV5%~10%。

7. 重氮反应法测定胆红素,也可用甲醇(M-E法)或二甲亚砜等作加速剂,可做成单一试剂,反应pH和显色pH都在酸性,560nm波长比色,易于自动化。

8. 灵敏度　分析仪检测灵敏度高,最低吸光度可测至0.02,且可避免其他有色物质的干扰,是测定血清总胆红素的参考方法,但不易自动化分析。现有些商品试剂盒称咖啡因法或J-G

法,但不加碱性酒石酸,即不在碱性条件下显色,其灵敏度和特异性不如上述方法。

【思考题】

1. 胆红素标本为何要进行避光保存?

2. 对稀释用的混合血清有什么具体要求?

二、胆红素氧化酶法

【目的和要求】

掌握:胆红素氧化酶法测定血清总胆红素和结合胆红素的基本原理。

熟悉:胆红素氧化酶法测定总胆红素和结合胆红素的操作步骤。

了解:胆红素氧化酶法测定总胆红素和结合胆红素的方法性能。

【实验原理】

胆红素氧化酶(BOD)催化胆红素氧化,生成胆绿素;后者进一步氧化,生成性质尚未清楚的无色或淡紫色的化合物。

$$胆红素 + \frac{1}{2}O_2 \xrightarrow{\text{胆红素氧化酶}} 胆绿素 + H_2O$$

$$胆绿素 + O_2 \rightarrow 淡紫红色化合物$$

测定460nm下吸光度的下降值反映血清中胆红素含量。

【试剂与仪器】

1. 0.1mol/L Tris-HCl 缓冲液(pH 8.2)　Tris 1.211g,胆酸钠 172.3mg 和 SDS 432.6mg,溶于约90ml 蒸馏水中,在室温用 1mol/L HCl(用量约6ml)调至 pH 8.2,再加蒸馏水至100ml。此缓冲液含 4mmol/L 胆酸钠和 15mmol/L SDS。置冰箱保存。

2. 胆红素氧化酶　按说明书要求复溶,酶活性为 25 000U/L。

3. 0.12mol/L 邻苯二甲酸盐缓冲液(pH 5.5)　称取邻苯二甲酸氢钾(MW204.2)2.45g,溶于蒸馏水中,用 1mol/L NaOH 调节 pH 至 5.5,再定容至100ml。

4. 结合胆红素 R1 试剂　0.12mol/L 邻苯二甲酸盐缓冲液、2.5mmol/L NaF、2.5mmol/L NAC、0.1mmol/L EDTA、50mmol/L PTS 和 1000U/L 维生素 C 氧化酶,pH 5.5。

5. 结合胆红素 R2 试剂　0.12mol/L 邻苯二甲酸盐缓冲液、150U/LBOD,pH 5.5。

6. 总胆红素标准液　配方见改良 J-G 法测定。

7. 结合胆红素标准液　将二牛磺酸胆红素配于胆红素浓度可忽略不计的混合人血清中,或用冻干品按照说明书要求重建。配制后分装于聚丙烯管内,-70℃避光保存,可稳定 6 个月。冻干品未重建前置低温中,至少稳定 1 年。

8. 仪器　分光光度计。

【操作方法】

按表 10-9、表 10-10 所示编号加入相应试剂。

表 10-9　酶法总胆红素测定操作步骤

加入物(μl)	质控管	质控对照	测定管	测定对照	标准管	标准对照
血清			50	50	—	—
质控血清	50	50				
胆红素标准液	—	—	—	—	50	50
Tris 缓冲液 pH8.2	1000	1000	1000	1000	1000	1000
蒸馏水		50	—	50	—	50
胆红素氧化酶	50		50		50	—

加入胆红素氧化酶后立即混匀,各管置37℃水浴15分钟,用分光光度计,在波长450nm,以蒸馏水调零,分别读取各管吸光度。

表10-10 酶法测定结合胆红素操作步骤

加入物(μl)	质控管	质控对照	测定管	测定对照	标准管	标准对照
血清	—	—	50	50	—	—
质控血清	50	50	—	—	—	—
结合胆红素标准液	—	—	—	—	50	50
结合胆红素 R1 试剂	1000	1000	1000	1000	1000	1000
混匀,37℃水浴5分钟						
0.12mol/L 邻苯二甲酸盐缓冲液(pH 5.5)	—	250	—	250	—	250
结合胆红素 R2 试剂	250	—	250	—	250	—

加入 R2 后立即混匀,各管置 37℃水浴 5 分钟,用分光光度计,在波长 450nm、以蒸馏水调零,分别读取各管吸光度。

【结果】

$$测定管净吸光度 \quad \Delta A_E = A_{EB} - A_E$$

$$标准管净吸光度 \quad \Delta A_S = A_{SB} - A_S$$

$$血清总胆红素(\mu mol/L) = \frac{\Delta A_E}{\Delta A_S} \times 171$$

$$血清总胆红素(mg/dl) = \frac{\Delta A_E}{\Delta A_S} \times 10$$

A_E 为测定管吸光度,A_{EB} 为测定对照管吸光度;A_S 为标准管吸光度,A_{SB} 为标准对照管吸光度。

$$血清结合胆红素(\mu mol/L) = \frac{A_{ut} - A_{ub}}{A_{st} - A_{sb}} \times 结合胆红素标准液浓度(\mu mol/L)$$

A_{ut} 为测定管测定吸光度,A_{ub} 为样品对照吸光度;A_{st} 为标准管吸光度,A_{sb} 为标准对照管吸光度。

【参考区间】

同改良 J-G 法。

【质量控制】

1. 胆红素氧化酶催化胆红素(结合胆红素与游离胆红素)氧化成胆绿素,并进一步催化胆绿素氧化成一种结构未知的淡紫色化合物。但在 pH 4.5 缓冲液中,胆红素氧化酶仅催化胆红素葡萄糖醛酸酯(单或二)和大部分结合胆红素的氧化,而游离胆红素不受氧化,因此,可以改变缓冲液成分和调节 pH,分别建立酶法总胆红素测定和结合胆红素测定的方法。

2. 测定波长的选择 在 pH 8.2 Tris 缓冲液中,游离胆红素吸收峰在 448nm;结合胆红素占优势的黄疸血清的吸收峰在 425~448nm。这些吸收峰在经胆红素氧化酶作用后均消失,从 ΔA 所作的吸收光谱曲线的峰形来看,两者存在一定的差异,前者吸收峰在 442.6nm,后者在 428.5nm。

3. 灵敏度和线性上限较重氮反应法高,手工分析测定上限可达 342μmol/L 左右,分析仪检测上限可达 427.5μmol/L。

4. 维生素 0.1g/L、谷胱甘肽 0.5g/L、尿素 0.5g/L、尿酸 0.5g/L、葡萄糖 10g/L 对总胆红素及结合胆红素测定几乎无干扰。血清中血红蛋白浓度在 1.0g/L 以下,对胆红素测定结果影响不大。

【临床意义】

1. 血清总胆红素测定的意义 总胆红素测定可用于：①黄疸及黄疸程度的鉴别：溶血性、肝细胞性及阻塞性黄疸时均可引起血清胆红素升高；②肝细胞损害程度和预后的判断：胆红素浓度明显升高反映有严重的肝细胞损害；但某些疾病如胆汁淤积型肝炎时，尽管肝细胞受累较轻，血清胆红素却可升高。③新生儿溶血症：血清胆红素有助于了解疾病严重程度；④再生障碍性贫血及数种继发性贫血（主要见于癌或慢性肾炎引起），血清总胆红素减少。

2. 血清结合胆红素测定的意义 结合胆红素与总胆红素的比值可用于鉴别黄疸类型。比值 <20%，见于溶血性黄疸，阵发性血红蛋白尿，恶性贫血，红细胞增多症等；比值 40%~60%，主要见于肝细胞性黄疸；比值 >60%，主要见于阻塞性黄疸。

【思考题】

1. 试述血清胆红素测定的临床意义。

2. 胆红素氧化酶法测定总胆红素的原理。

（王凤玲）

实训三十七　血清 L-γ-谷氨酰基转移酶活性测定

L-γ-谷氨酰基转移酶（GGT）是催化 γ-谷氨酰基移换反应的一种酶，即将 γ-谷氨酰基从谷胱甘肽或其他含 γ-谷氨酰基的物质中转移到另一肽或氨基酸分子上。底物多用人工合成的如 γ-谷氨酰-萘胺或 γ-谷氨酰-对硝基苯胺等为供体，甘氨酰甘氨酸（双甘肽）为受体，最适 pH 因底物缓冲液种类而异。

GGT 在体外测定方法主要有速率法和重氮反应比色法。

一、L-γ-谷氨酰-3-羧基-对硝基苯胺为底物的速率法

【目的和要求】

掌握：速率法检测 GGT 的原理。

熟悉：速率法检测 GGT 的注意事项。

了解：速率法检测 GGT 的计算方法。

【实验原理】

本法以溶解度较大的 L-γ-谷氨酰-3-羧基-对硝基苯胺为底物，双甘肽为谷氨酰基的受体。在 GGT 的催化下，谷氨酰基转移到双甘肽分子上，同时释放出黄色的 2-硝基-5-氨基苯甲酸，引起 405~410nm 处吸光度的增高。吸光度增高速率与 GGT 活性呈正比关系。

L-谷氨酰-3-羟基-4-硝基苯胺 + 双甘肽 → γ-谷氨酰基甘氨酰氨酸 +2-硝基-5-氨基苯甲酸

（黄色化合物），$\lambda = 405nm$

在 405~410nm 处监测吸光度变化。吸光度增高速率（$\Delta A/min$）利用连续监测法酶活性的计算公式，求出 GGT 活性。

【试剂与仪器】

试剂成分和在反应液中的终末浓度如下。

pH（37℃）	7.7
甘氨酰甘氨酸缓冲液	150mmol/L
L-γ-谷氨酰-3-羧基-对硝基苯胺	6mmol/L
样品体积分数	0.0909（1:11）

1. 甘氨酰甘氨酸缓冲液（206.3mmol/L）　2.73g 甘氨酰甘氨酸（双甘肽，glycylglycine，MW132.1）溶于80ml 蒸馏水中，用 2mol/L 氢氧化钠溶液调节至 pH 7.7（37℃），转移入100ml 容

量瓶中,待温度平衡至 20℃后,再加水至 100ml 刻度。置 2~8℃保存,可稳定 2 周。

2. 启动试剂(33mmol/L L-γ-谷氨酰-3-羧基-对硝基苯胺) 0.229g L-γ-谷氨酰-3-羧基-对硝基苯胺(单氨盐,含 1 分子水,MW 346.3),溶于 15ml 蒸馏水中,转移入 20ml 容量瓶中,待温度平衡至 20℃后,再加水至 20ml 刻度。置 2~8℃保存,可稳定 1 周。

【操作方法】

1. 主要参数

温度	37℃
波长	410nm
带宽	≤2nm
比色杯光径	1.0cm
孵育时间	180 秒
延滞时间	60 秒
监测时间	180 秒
读数点	≥6
系数	1159

2. 操作步骤

(1)2.0ml 底物溶液,温浴至 37℃。

(2)加 0.250ml 血清,混匀,孵育 180 秒,使反应杯中溶液的温度达到 37℃。

(3)加 0.50ml 启动试剂,混匀,延滞时间 60 秒,然后监测吸光度(升高速率)180 秒。在此期间,吸光度读数点 ≥6。

【结果】

$$GGT(U/L) = \Delta A/min \times \frac{10^6}{9490} \times \frac{2.75}{0.25} = \Delta A/min \times 1159$$

式中,9490 为 2-硝基-5-氨基苯甲酸在 405nm 处的摩尔吸光度。

【参考区间】

男性:11~50U/L(37℃)

女性:7~32U/L(37℃)

【质量控制】

1. 对硝基苯胺的吸收峰在 380nm。L-γ-谷氨酰-3-羧基-对硝基苯胺的吸收峰在波长 310nm,但在 380nm 处仍保持较高的吸光度。在波长 405~410nm 处,L-γ-谷氨酰-3-羧基-对硝基苯胺的吸光度降到最低,而对硝基苯胺仍保持一定的吸光度,两者吸光度差值(ΔA)最大,所以测定波长选择在 405~410nm。需要注意的是,405nm 波长正好处在对硝基苯胺吸光度的误差,所以分光光度计的波长要准确。各实验室要经常用标准对硝基苯胺溶液校准摩尔吸光度。

2. L-γ-谷氨酰-3-羧基-对硝基苯胺由于分子中具有羧基,因此它的溶解度比 L-γ-谷氨酰-3-羧基-对硝基苯胺的溶解度大得多。因此,容易配制底物溶液,又没有明显的自然水解,所测得的 GGT 活力较高。该底物在临床检验中已经推广应用。由于酶动力学的复杂性,同时有几个"最适方法"被推荐是不足为奇的。根据计算机进行"应答面方法学"(respone surface methodology)处理,在下列范围内的测定条件,均能得到较大的 GGT 活力:pH 7.8~8.5,双甘肽 100~250mmol/L,L-γ-谷氨酰-3-羧基-对硝基苯胺 6.6~10.2mmol/L,Tris-HCI 缓冲液 100mmol/L,反应液中血清与试剂的体积比例为 1:11。用含羧基底物所测得的参考区间要比用不含羧基底物所测得的参考区间要高一些,原因是含羧基底物的溶解度大,能配制较高浓度的底物溶液。

3. 甘氨酸对 GGT 反应有抑制作用,所用的双甘肽制剂中不应含有甘氨酸。D-γ-谷氨酰对硝基苯胺只有 L 型立体异构物的 30% 酶反应活性。要注意不同批号底物之间对测定结果有无差异。

4. 2-硝基-5-氨基苯甲酸的摩尔吸光度在波长 405nm 处为 9490,在波长 410nm 处为 7908。由于各仪器的性能与精度有差别,建议各实验室应自行测定摩尔吸光度。

5. 试剂中的游离对硝基苯胺和其他不纯物质对酶活性有抑制作用。如果试剂空白过高,表示该试剂已不能应用。

6. 红细胞中 L-γ-谷胺酰基移换酶含量低,溶血标本对测定结果影响不大。酶活力超过 1000U 时,血清可用 150mmol/L NaCl 稀释后再测定。

7. 血清中 GGT 的活力,在室温或 4℃可稳定 7 天;在冷冻状态下可稳定 2 个月。

8. 本法准确性好,操作简便,实验条件要求严格。

【思考题】

1. 为什么各实验室要经常用标准对硝基苯胺溶液校准摩尔吸光度?

2. 试述 L-γ-谷氨酰-3-羧基-对硝基苯胺为底物的速率法的原理。

二、重氮试剂比色法

【目的和要求】

掌握:重氮试剂比色法测定血清 L-γ-谷氨酰基转移酶活性的原理。

熟悉:重氮试剂比色法测定血清 L-γ-谷氨酰基转移酶活性的操作方法。

了解:重氮试剂比色法测定血清 L-γ-谷氨酰基转移酶活性的应用。

【实验原理】

γ-谷氨酰-α-萘胺在 γ-谷氨酰基转移酶作用下发生转肽作用,释放出 α-萘胺与重氮试剂作用,生成红色化合物(N-α-萘胺偶氮苯磺酸),其色度深浅与酶活力成正比。

【试剂与仪器】

1. pH 9.0 硼酸缓冲液。

2. 基质液(10μmol/ml)　称取 γ-谷氨酰-α-萘胺 54.2mg 加 pH 9.0 硼酸缓冲液 20ml,加热助溶,冷却后保存冰箱备用,可用 1 周,注意加热时间不要过长,溶解后即置于冷水中冷却,防止基质分解。

3. 重氮试剂

(1)11.6mmol/L 氨基苯磺酸溶液:称取对氨基苯磺酸 2g,溶于 400ml 蒸馏水中,加热助溶,冷却后加冰醋酸 200ml,再加蒸馏水稀释至 1000ml。

(2)14mmol/L 亚硝酸钠溶液:此液应经常新鲜配制,置冰箱内保存,一般可用 1 周。

临用前(1)、(2)以 29∶1 混合,不可久贮。

4. α-萘胺标准液(2μmol/L)　称取 α-萘胺 143mg 溶于 10ml 无水乙醇中,加蒸馏水至 500ml。临用前配制。

【操作方法】

按表 10-11 操作。

表 10-11　γ-谷氨酰基转移酶测定操作程序

加入物(ml)	空白管	质控管	测定管
基质液	0.5	0.5	0.5
37℃水浴 3 分钟			
质控血清	—	0.1	—
血清	—	—	0.1

续表

加入物(ml)	空白管	质控管	测定管
37℃水浴12分钟			
质控血清	—	0.1	—
血清	—	—	0.1
重氮试剂	10	10	10

室温放置10分钟后,用520nm波长比色,以蒸馏水调"0"点,读取各管吸光度,以测定管吸光度减去空白管吸光度查标准曲线。

【标准曲线绘制】

取α-萘胺标准液(2μmol/L)用pH9.0硼酸缓冲液稀释至每毫升含0.1μmol、0.2μmol、0.3μmol、0.4μmol、0.5μmol、0.6μmol α-萘胺,用此系列制备标准曲线,按表10-12操作。

表10-12 γ-谷氨酰基转移酶标准曲线的绘制

试剂(ml)	空白	1	2	3	4	5	6
不同浓度的α-萘胺标准液	—	0.5	0.5	0.5	0.5	0.5	0.5
pH 9.0 硼酸缓冲液	0.6	0.1	0.1	0.1	0.1	0.1	0.1
重氮试剂	10.0	10.0	10.0	10.0	10.0	10.0	10.0
相当于γ-GT单位	0	50	100	150	200	250	300

混匀放置10分钟,用520nm波长以空白调"0"点,读取各管吸光度,绘制成曲线。

【结果】

读取测定管、质控管的吸光度,查标准曲线。

【参考区间】

健康成人≤50U。

单位定义:每100ml血清37℃作用2小时释放出1μmol α-萘胺为1单位。

【质量控制】

1. 超过300U要将血清稀释后重作,结果乘以稀释倍数。

2. 亚硝酸钠溶液不稳定,应每周重配一次。

3. 要求用无溶血的血清标本测定,也可用EDTA-Na₂(1mg/ml)抗凝血浆。肝素抗凝血浆会引起反应液混浊。柠檬酸盐、草酸盐和氟化物抗凝剂会抑制酶活性10%~15%。

4. 缓冲液的种类不同,酶反应的最适pH不一样。Tris缓冲液的最适pH为7.8~8.0;硼酸缓冲液的pH在8.8~9.2;巴比妥缓冲液pH在7.4~7.80。同一份血清,分别用Tris缓冲液、硼酸缓冲液、巴比妥缓冲液进行测定,发现用Tris缓冲液酶活力最大,因此选用Tris缓冲液最为适宜。

5. 底物缓冲液中,游离的α-萘胺对酶活性有抑制作用,加热溶解底物可促成L-谷氨酸-α-萘胺水解。所以本法先用盐酸溶解以后,加缓冲液,配成pH 8.0底物缓冲液。游离的α-萘胺在30μmol以下对酶活性无显著抑制作用。

6. 重氮比色法是以γ-谷氨酰-α-萘胺为供体底物,因溶解度低,测定时间长,试剂不稳定且有一定的致癌性,故影响了本法的推广使用。

【临床意义】

GGT主要用于诊断肝脏疾病。原发性肝癌、胰腺癌和乏特壶腹癌时,血清GGT活力显著升高,特别在诊断恶性肿瘤患者有无肝转移和肝癌术后有无复发时,阳性率可达90%。

嗜酒或长期接受某些药物如苯巴比妥、苯妥英钠、安替比林者,血清GGT活性常常升高。口服避孕药会使GGT值增高20%。

但是,GGT作为肝癌标志物的特异性较差,急性肝炎、慢性肝炎活动期、阻塞性黄疸、胆道感染、胆石症、急性胰腺炎时都可升高。

【思考题】

试述本法测定血清L-γ-谷氨酰基移换酶活性的原理。

实训三十八　血清总胆汁酸测定

血清总胆汁酸测定有层析法、免疫法和酶法等,酶法中又可分酶荧光法、酶比色法和酶循环法。其中酶比色法可用手工操作,亦可用自动分析,应用较广。近年发展的酶循环法灵敏度高、特异性好,值得推广应用。

一、酶循环法

【目的和要求】

掌握:酶循环法测定总胆汁酸的基本原理。

熟悉:酶循环法测定总胆汁酸的注意事项。

了解:酶循环法测定总胆汁酸的临床应用。

【实验原理】

酶循环的反应式如下:

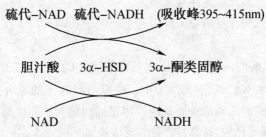

注:①硫代-NAD:β-硫代烟酰胺腺嘌呤二核苷酸氧化型;②硫代-NADH:β-硫代烟酰胺腺嘌呤二核苷酸还原型;③3α-HSD:3α-羟基类固醇脱氢酶

在一定的反应时间内,酶循环产生的硫代-NADH与样本中胆汁酸浓度呈正比,与标准液比较,可计算出样品中胆汁酸含量。

【试剂与仪器】

1. 试剂 I　2mmol/L Thio-NAD,20mmol/L Good's缓冲液(pH4.0)。

2. 试剂 II　15kU/L 3α-HSD,3mmol/L NADH,200mmol/L Good's缓冲液(pH9.3)。

3. 校准液　同比色法。

4. 仪器　自动生化分析仪。

【操作方法】

自动分析参数设定:反应类型,速率法;反应温度,37℃;波长,405nm(主)/660nm(次);血清3μl;试剂 I 200μl;3~5分钟后加试剂 II 50μl,延迟时间1分钟,读数时间4分钟。

【结果】

$$TBA(\mu mol/L) = \frac{\Delta A_{测定}}{\Delta A_{标准}} \times 校准液浓度$$

【参考区间】

空腹血清 TBA 浓度为 3.71μmol/L ± 2.98μmol/L,范围为 0 ~ 9.67μmol/L, > 10.00μmol/L 为增高。

【质量控制】

血清 TBA 测定的酶循环法是一种通过脱氢酶-辅酶体系来循环底物的方法。因此,要求: ①这种酶对硫代-NAD 和 NADH 都应有高亲和力;②反应体系的 pH 和缓冲液就允许正反应(底物氧化)和逆反应(底物还原)都能进行;③还要求硫代-NAD 和 NADH 浓度比例合适。有了这些条件,使循环速率相当快(约每分钟 100 次),在一定的反应时间内,通过胆汁酸的重复反应来增加硫代-NADH 的生成量,提高反应灵敏度。

本法线性上限 180μmol/L。TBA50μmol/L(标本/试剂体积比为 1:83)的样本, $A_{410nm(1cm)}$ 为 0.22 左右。批内 CV 2.0%,总 CV 4.0%,胆红素 < 850μmol/L,血红蛋白 <5g/L,维生素 C < 2.84mmol/L,乳酸 < 24mmol/L,乳酸脱氢酶 < 1000U/L 时,偏差均 <±5%,说明几乎不存在内源性干扰。但外源性干扰,如仪器的携带污染同样存在,可用比色法中阐述的方法排除。

【思考题】

1. 试述酶循环法测定总胆汁酸的基本原理。

2. 酶循环法测定总胆汁酸的实验要求有哪些?

二、酶比色法

【目的和要求】

掌握:酶比色法测定总胆汁酸的基本原理。

熟悉:酶比色法测定总胆汁酸的注意事项。

了解:酶比色法测定总胆汁酸的临床应用。

【实验原理】

在 3α-羟类固醇脱氢酶(3α-HSD)作用下,各种胆汁酸 C_3 上 α 位的羟基(3α-OH)脱氢形成羰基(3α=O),同时氧化型 NAD^+ 还原成 NADH。随后,NADH 上的氢由黄递酶催化转移给硝基四氮唑蓝(NBT),产生甲䐶。用磷酸中止反应。甲䐶的产量与总胆汁酸成正比,在 500nm 波长比色。与同样处理的标准品比较,计算其含量。反应式如下:

$$3\alpha-羟基胆汁酸 + NAD^+ \xrightarrow{3\alpha-HSD} 3-羟基胆汁酸 + NADH + H^+$$

$$NADH^+ + H^+ + NBT \xrightarrow{黄递酶} NAD^+ + 甲䐶$$

分光光度计波长 500nm,测定甲䐶的吸光度,可计算出 TBA 含量。

【试剂与仪器】

1. 试剂Ⅰ 黄递酶 1000U/L,NAD 1mmol/L,氯化碘硝基四氮唑(INT)0.5mmol/L,丙酮酸 50mmol/L 溶于 0.1mol/L 磷酸盐缓冲液(pH7.5)1000ml 中,加适量表面活性剂。

2. 试剂Ⅱ 3α-羟类固醇脱氢酶(3α-HSD)2000U 溶于 0.1mol/L 磷酸盐缓冲液(pH 7.5)中。

3. 终止液 1mol/L HCl。

4. 胆汁酸标准液(50μmol/L) 24.38mg 甘氨胆酸溶于 1000ml(经透析的)混合血清中。

【操作方法】

(一) 手工法测定

按表 10-13 进行操作。

表 10-13　胆汁酸比色法操作步骤

加入物（ml）	质控管	质控空白管	测定管	测定空白管	标准管	标准空白管
血清	—	—	0.1	0.1	—	—
质控血清	0.1	0.1	—	—	—	—
标准液	—	—	—	—	0.1	0.1
试剂Ⅰ	0.3	0.3	0.3	0.3	0.3	0.3
试剂Ⅱ	0.1	—	0.1	—	0.1	—
H_2O	—	0.1	—	0.1	—	0.1

表中各管混匀，置37℃水浴10分钟，加终止液0.1ml，摇匀，分光光度计波长500nm，比色杯光径1.0cm，用蒸馏水调零，读取各管吸光度（A）。按以下计算式计算结果。

（二）自动分析仪测定

参数设定：

反应温度	37℃
反应类型	终点法
波长	500nm（主）/700nm（次）
血清	25μl
试剂Ⅰ	200μl
第一点读数时间	280 秒
试剂Ⅱ（300 秒时加入）	50μl
第二点读数时间	600 秒

【结果】

$$手工法：TBA(\mu mol/L) = \frac{A_{测定管} - A_{测定空白管}}{A_{标准管} - A_{标准空白管}} \times 标准液浓度$$

$$仪器法：TBA(\mu mol/L) = \frac{A_{测定管2} - A_{测定管1}}{A_{标准管2} - A_{标准管1}} \times 标准液浓度$$

【参考区间】

空腹血清 TBA 浓度 4.9μmol/L±2.38μmol/L，浓度范围在 0.14～9.66μmol/L。餐后 2 小时 TBA 为 8.22μmol/L±2.91μmol/L，浓度范围在 2.4～14.0μmol/L。

【质量控制】

1. 样品中乳酸脱氢酶（LDH）是主要的干扰物质。因此，测定前除去血清中 LDH 的影响至关重要。可以用以下方法除去血清的 LDH：①将血清 67℃加温 30 分钟；②加草氨酸作为 LDH 封闭剂；③进行碱或酸处理；④用丙酮酸钠抑制 LDH 活性。在这四类方法中，以丙酮酸钠抑制法最好，可免去前处理步骤，直接加入反应体系，不影响体系的 pH，且对反应无干扰。

2. 血清中还存在其他一些脱氢酶和还原性物质可影响检测结果。因此，自动分析设计成双试剂二步法，样品（血清）先与不加 3α- HSD 的反应体系一起孵育，使样品中的干扰物质反应完毕，然后再加入 3α- HSD，启动 TBA 反应。

3. 目前，由于测定脂肪酶、胆固醇（包括 HDL-C、LDL-C）和甘油三酯试剂中往往加有胆酸盐，从而对该项测定造成携带污染，应引起注意。

4. 手工法测定 TBA 需做标本、标准的对照管，样品和试剂用量大，试剂价格高，费用昂贵，分析仪测定能避免以上缺点。

5. 正常血清 TBA 浓度低,因此检测灵敏度至为关键。本法测定 TBA50μmol/L(标本/试剂体积比为 1:83)的标准品,$A_{500nm(1cm)}$ 为 0.1 左右。所以低浓度时重复性较差。线性上限为 300μmol/L。

【临床意义】

1. 测定血清中胆汁酸可提供肝胆系统是否正常,肝、胆疾病时周围血液循环中的胆汁酸水平明显升高。急性肝炎早期和肝外阻塞性黄疸时可增至正常值的 100 倍以上。对肝胆系统疾病的诊断具有特异性。

2. 可敏感地反映肝胆系统疾病的病变过程。肝胆疾病时血清胆汁酸浓度的升高与其他肝功能试验及肝组织学变化极为吻合,在肝细胞仅有轻微坏死时,血清胆汁酸的升高,常比其他检查更为灵敏。据报道,急性肝炎、肝硬化、原发性肝癌、急性肝内胆汁淤滞、原发性胆汁性肝硬化以及肝外阻塞性黄疸,其血清胆汁酸均 100% 出现异常。上述疾病时均有血清胆汁酸含量的增高。

3. 应用熊去氧胆酸(UDCA)负荷试验,即口服 UDCA 后测定负荷前后病人血清总胆汁酸含量,结果发现慢性活动性肝炎、肝硬化及脂肪肝病人在负荷后血清总胆汁酸显著增高,表明此类病人清除胆汁酸的能力显著下降。

【思考题】

1. 试述 TBA 测定对肝脏疾病诊断的临床意义。
2. 试述手工法和自动化分析法的优缺点。

(张静文)

项目十一

肾功能检验

尿素、肌酐、尿酸是临床上常用的肾功能检验指标,尿素、肌酐、尿酸和内生肌酐清除率可作为肾小球滤过功能的指标,尿酸水平还能反映嘌呤代谢紊乱的情况。

实训三十九　血清尿素测定

血清尿素(urea)的测定方法大体上可归纳为酶法和化学法。酶法是间接测定方法,包括酶偶联速率法、脲酶波氏比色法等。化学方法是直接测定方法,如二乙酰一肟法。二乙酰一肟分解的二乙酰直接与尿素发生缩合反应,生成色原二嗪化合物。

一、酶偶联速率法

【目的和要求】

掌握:酶偶联速率法测定血清尿素的基本原理。

熟悉:酶偶联速率法测定血清尿素的操作步骤。

了解:酶偶联速率法测定血清尿素的质量控制。

【实验原理】

尿素在脲酶(尿素酶)催化下,水解生成氨和二氧化碳。氨在 α-酮戊二酸和还原型辅酶 I 存在下,经谷氨酸脱氢酶(GLDH)催化,生成谷氨酸。同时,还原型辅酶 I(NADH)被氧化成氧化型辅酶 I(NAD$^+$),还原型辅酶 I 在 340nm 波长有吸收峰,其吸光度下降的速度与待测样品中尿素的含量成正比。

反应式如下:

$$CO(NH_2)_2 + 2H_2O \xrightarrow{\text{尿素酶}} 2NH_4^+ + CO_3^{2-}$$

$$NH_4^+ + \alpha - \text{酮戊二酸} + NADH + H^+ \xrightarrow{\text{GLDH}} \text{谷氨酸} + NAD^+ + H_2O$$

【试剂与仪器】

1. 酶试剂　试剂成分和反应液中的参考浓度如下:

pH	8.0
Tris-琥珀酸缓冲液	150mmol/L
尿素酶	8000U/L
谷氨酸脱氢酶(GLDH)	700U/L
还原型辅酶 I(NADH)	0.3mmol/L
α-酮戊二酸	15mmol/L
ADP	1.5mmol/L

以上酶试剂可以自配或购买试剂盒,建议购买市售优质试剂盒。液体酶试剂在冰箱存放可稳定 10 天,室温(15～25℃)只能保存 3 天。

2. 尿素标准贮存液（100mmol/L）　精确称取 60~65℃干燥恒重的尿素（MW 为 60.06）0.6g，溶解于无氨去离子水，并定容至 100ml，加 0.1g 叠氮钠防腐，4℃可保存 6 个月。

3. 尿素标准应用液（5mmol/L）　取 5ml 上述贮存液用无氨去离子水稀释至 100ml。

4. 仪器　自动生化分析仪或分光光度计。

【操作方法】

1. 自动生化分析仪　两点法测定参数：温度 37℃，波长 340nm，延迟时间 30 秒，读数时间 60 秒。详细操作程序按照仪器和试剂盒说明书。

2. 手工法　操作方法按表 11-1 进行操作。

表 11-1　酶偶联速率法测定尿素操作步骤

加入物	空白管	标准管	质控管	测定管
去氨蒸馏水（μl）	15	—	—	—
尿素标准应用液（μl）	—	15	—	—
质控血清	—	—	15	—
血清（μl）	—	—	—	15
酶试剂（ml）	1.5	1.5	1.5	1.5

表 11-1 中各管依次加入已预温的酶试剂，混匀后立即在分光光度计波长 340nm 处监测吸光度下降速率，自动计算出 ΔA/min。

【结果】

$$尿素（mmol/L）= \frac{测定\ \Delta A/min - 空白\ \Delta A/min}{标准\ \Delta A/min - 空白\ \Delta A/min} \times 5$$

【参考区间】

2.9~8.2mmol/L。

【质量控制】

1. 在测定过程中，各种器材和蒸馏水应无氨离子污染，防止交叉污染，否则结果偏高。

2. 血液标本最好用血清，含 NaF 的血浆可导致结果偏低。

3. 血氨升高时，可使尿素测定结果偏高，溶血标本对测定有干扰。

4. 在 340nm 蒸馏水调零试剂空白的吸光度应大于 1.00A，试剂浑浊或吸光度低于 1.00A 的应放弃使用。

5. 在内源性氨正常时，本法能用于测定尿中的尿素。因为在反应的最初几秒内内源性氨会很快被耗尽，随后在 340nm 测定的是由脲酶催化尿素反应生成的氨所引起的吸光度。

6. 单试剂法血清与酶试剂（含全部试剂成分）混合后，尿素酶催化反应立即开始，在波长 340nm，连续监测吸光度下降速率。采用双试剂法可以消除样品中所含的 NH_3 的影响。R1 试剂中主要成分谷氨酸脱氢酶、α-酮戊二酸、NADH 等；R2 试剂中主要成分脲酶、α-酮戊二酸等。血清与缺少脲酶的试剂 R1 混合，37℃保温 5 分钟，然后加入含脲酶 R2。具体操作：血清 4.0μl，加 R1 试剂 300μl，混匀，37℃水浴 5 分钟；然后加 R2 试剂 100μl，比色皿光径 1.0cm，延滞期 30 秒，在波长 340nm 处连续监测 30~60 秒测得吸光度下降速率。

7. 本法批内 CV 0.78%，批间 CV 2.94%；回收率 93.0%~105.3%，线性上限为 17.85mmol/L。

8. 血红蛋白对测定有一定的干扰，应避免标本溶血。在自动分析仪中测定，因标本被大量稀释,故不受其他含氮化合物、胆红素、血红蛋白及高血脂的干扰。

【思考题】

1. 酶偶联速率法测定血清尿素的基本原理是什么?

2. 酶偶联速率法测定血清尿素存在哪些干扰?双试剂法测定有何优点?

二、二乙酰一肟显色法

【目的和要求】

掌握:二乙酰一肟显色法测定血清尿素的基本原理。

熟悉:二乙酰一肟显色法测定血清尿素操作步骤。

了解:二乙酰一肟显色法测定血清尿素的影响因素。

【实验原理】

在酸性反应环境中加热,尿素与二乙酰缩合,生成色原二嗪,称为 Fearon 反应。因为二乙酰不稳定,通常由反应系统中二乙酰一肟与强酸作用,产生二乙酰。二乙酰和尿素反应,缩合生成红色的二嗪。

【试剂与材料】

1. 酸性试剂　在三角烧瓶中加蒸馏水约 100ml,然后加入浓硫酸 44ml 及 85% 磷酸 66ml,冷至室温,加入硫氨脲 50mg 及硫酸镉($CdSO_4 \cdot 8H_2O$)2g,溶解后用蒸馏水稀释至 1L。置棕色瓶中,放冰箱保存,可稳定 6 个月。

2. 二乙酰一肟溶液　称取二乙酰一肟 20g,加蒸馏水约 900ml,溶解后,再用蒸馏水稀释至 1L。置棕色瓶中,贮放冰箱内可保存 6 个月。

3. 5mmol/L 尿素标准应用液。

4. 仪器　分光光度计或半自动生化分析仪。

【操作方法】

操作方法按表 11-2 进行操作。

表 11-2　二乙酰一肟法测定尿素操作步骤

加入物	空白管	标准管	质控管	测定管
蒸馏水(μl)	20	—	—	—
尿素标准应用液(μl)	—	20	—	—
质控血清(μl)	—	—	20	—
待测血清(μl)	—	—	—	20
二乙酰一肟(ml)	0.5	0.5	0.5	0.5
酸性试剂(ml)	5.0	5.0	5.0	5.0

混匀后,置沸水浴中加热 12 分钟,取出,置冷水中冷却 5 分钟后,分光光度计波长 540nm,比色皿光径 1.0cm,空白管调零,读取标准管及测定管吸光度。

【结果】

$$血清尿素(mmol/L) = \frac{A_{测定管}}{A_{标准管}} \times 5$$

$$血清尿素氮(mg/L) = 尿素(mmol/L) \times 28$$

【参考区间】

2.9 ~ 8.2mmol/L。

【注意事项】

1. 本法线性范围达 14mmol/L 尿素,如遇高于此浓度的标本,必须用生理盐水作适当的稀释后重测,结果乘以稀释倍数。

2. 20μl 微量加样器必须校准,使用时务必注意清洁干燥,加量务必准确。

3. 试剂中加入硫胺脲和镉离子,能增进显色强度和色泽稳定性,但仍有轻度褪色现象(每小时小于 5%)。加热显色经冷却后,应及时比色。

4. 尿液中尿素亦可用此法进行测定,由于尿液中尿素含量高,标本需用蒸馏水作 1:50 稀释。如果显色后吸光度仍超过本法的线性范围,还需将稀释尿液再稀释,重新测定。

5. 尿素浓度以前习惯用尿素氮 mg/dl 表示,因为一个尿素分子中有 2 个氮原子,所以 1mmol 尿素相当于 28mg 尿素氮(1mmol/L 尿素相当于 2.8mg/dl 尿素氮);另外还有以尿素氮 mmol/L 表示,则 1mmol/L 尿素 = 2mmol/L 尿素氮。世界卫生组织推荐尿素用 mmol/L 表示,我国卫生部临检中心也已规定使用此表示方法,不再用尿素氮一词。

6. 本法试剂单一,方法简便,但试剂具毒性和腐蚀性。在标本数量多时加热开始难以达到 100℃,各管间受热温度也可能不一致,因而本法重复性不佳。若改善加热条件,如采用在水浴锅底部加置高约 5mm 的网垫,在网垫上加热显色,可使 CV 由不加网垫时的 6.46% 降至 2.99%。

7. 二乙酰一肟法的主要干扰来自血清中存在的含氮化合物。很多其他化合物在结构中会有尿素的残基,如瓜氨酸、四氧嘧啶和尿囊素,虽然也会产生一种带颜色的产物,但这些化合物在血清中浓度很低,故很少引起明显的干扰。另一些其他化合物在血清中浓度高,但这些色素的最大吸收峰不同,因此不产生明显干扰。胆红素达 171μmol/L、血红蛋白达 10g/L 均无影响。

【思考题】

试述二乙酰一肟显色法测定血清尿素的基本原理。

三、脲酶-波氏比色法

【目的和要求】

掌握:脲酶-波氏比色法测定血清尿素的基本原理。

熟悉:脲酶-波氏比色法测定血清尿素的操作步骤。

了解:脲酶-波氏比色法测定血清尿素的影响因素。

【实验原理】

本法测定分两个步骤:首先用脲酶(尿素酶)水解尿素,产生 2 分子氨和 1 分子二氧化碳;然后,氨在碱性介质中与苯酚及次氯酸反应,生成蓝色的吲哚酚。此过程需用硝普钠催化。蓝色吲哚酚的生成量与尿素含量成正比,在波长 560nm 比色测定。反应式如下:

第一步:

$$CO(NH_2)_2 + H_2O \xrightarrow{\text{脲酶}} (NH_4)_2CO_3$$

$$(NH_4)_2CO_3 \xrightarrow{OH^-} 2NH_3 + CO_2$$

第二步:波氏(Berthelot)反应

$$NH_3 + 次氯酸盐 \xrightarrow{NaOH} 对-醌氯亚胺$$

$$对-醌氯亚胺 + 苯酚 \xrightarrow{NaOH} 吲哚酚(蓝色)$$

【试剂与仪器】

1. 酚显色剂　苯酚 10g,硝普钠(含 2 分子水)0.05g,溶于 1000ml 去氨蒸馏水中,4℃可保存

60 天。

2. 碱性次氯酸钠溶液　氢氧化钠 5g 溶于去氨蒸馏水中,加"安替福民"8ml(相当于次氯酸钠 0.42g),再加去氨蒸馏水至 1000ml,置棕色瓶内,4℃冰箱可稳定 2 个月。

3. 尿素酶贮存液　尿素酶(比活性 3000～4000U/g)0.2g 悬浮于 20ml 50%(V/V)甘油中,4℃冰箱内可稳定 6 个月。

4. 尿素酶应用液　尿素酶贮存液 1ml,加 10g/L EDTA·2Na$_2$ 溶液(pH 6.5)至 100ml,置 4℃冰箱保存可稳定 1 个月。

5. 尿素标准贮存液(100mmol/L)　称取干燥纯尿素(MW60.06)0.6g,溶解于水中,并稀释至 100ml,加 0.1g 叠氮钠防腐,置 4℃冰箱内可稳定 6 个月。

6. 尿素标准应用液(5mmol/L)　取 5ml 尿素贮存液用去氨蒸馏水稀释至 100ml。

7. 仪器　分光光度计或半自动生化分析仪。

【操作方法】

操作方法按表 11-3 进行操作。

表 11-3　脲酶-波氏法测定尿素操作步骤

加入物(μl)	空白管	标准管	质控管	测定管
去氨蒸馏水(μl)	10	—	—	—
尿素标准应用液(μl)	—	10	—	—
质控血清(μl)	—	—	10	—
血清(μl)	—	—	—	10
尿素酶应用液(ml)	1.0	1.0	1.0	1.0
混匀,37℃水浴 15 分钟				
酚显色剂(ml)	5.0	5.0	5.0	5.0
碱性次氯酸钠(ml)	5.0	5.0	5.0	5.0

混匀,置 37℃水浴 20 分钟,分光光度计波长 560nm,比色皿光径 1.0cm,用空白管调零,读取各管吸光度。

【结果】

$$血清尿素\ mmol/L = \frac{A_{测定管}}{A_{标准管}} \times 5$$

【参考区间】

2.9～8.2mmol/L(以尿素计)。

【质量控制】

1. 本法的测定波长也可用 630mm。

2. 本法亦能测定尿液中尿素,方法如下:1ml 尿液标本,加入造沸石(需预处理过的)0.5g,加去氨蒸馏水至 25ml,反复振摇数次。吸附尿液中的游离铵盐,静置后吸取稀释尿液 1.0ml,按上述操作方法进行测定,所测结果乘以稀释倍数 25。

3. 误差因素　空气中氨气对试剂或玻璃器皿的污染或使用铵盐抗凝剂,均可使结果偏高。高浓度氟化物可抑制尿素酶,引起结果假性偏低。

4. 呈色稳定性　在 1 小时内吸光度的波动仅为 0.005,12 小时后较最初吸光度读数也仅增高 0.01 ~ 0.02。

5. 本法批内 $CV < 1.8\%$,批间 $CV < 2.7\%$;回收率 96.71% ~ 103.35% ;与酶偶联法对照测定病人标本 37 例,相关系数(r)为 0.972;线性上限达 17.58mmol/L。

6. 大气及试剂用水中的氨可明显干扰尿素的测定,使结果假性增高。酶工作液接触大气 8 天后,测定值上升 1.07mmol/L;去离子水明显吸收氨,使测定值明显升高。胆红素在 34.2μmol/L 以上时尿素测定值有不同程度的降低,在 25.65 ~ 68.4μmol/L 时,平均降低 0.47mmol/L,但与胆红素含量不成正比。

【临床意义】

血液尿素浓度受多种因素的影响,分生理性因素和病理性因素两个方面。

生理性因素:高蛋白饮食引起血清尿素浓度和尿液中排出量显著升高。血清尿素浓度男性比女性平均高 0.3 ~ 0.5mmol/L。随着年龄的增加有增高的倾向。成人的日间生理变动平均为 0.63mmol/L。妊娠妇女由于血容量增加,尿素浓度比非孕妇低。

病理性因素:有肾脏因素和非肾脏因素。血液尿素增加的原因可分为肾前、肾性及肾后三个方面。

1. **肾前性** 最重要的原因是失水,引起血液浓缩,使肾血流量减少,肾小球滤过率减低而使血液中尿素潴留。常见于剧烈呕吐、幽门梗阻、肠梗阻和长期腹泻等。

2. **肾性** 急性肾小球肾炎、肾病晚期、肾衰竭、慢性肾盂肾炎及中毒性肾炎都可出现血液中尿素含量增高。

3. **肾后性** 前列腺肿大、尿路结石、尿道狭窄、膀胱肿瘤致使尿道受压都可能使尿路阻塞,引起血液中尿素含量增加。

血液中尿素减少较为少见,常表现严重的肝病,如肝炎合并广泛性肝坏死。

【思考题】

1. 脲酶-波氏比色法测定血清尿素的基本原理是什么?

2. 如何对尿液标本进行预处理?

3. 试述上述三种测定尿素方法的优缺点。

实训四十 血清肌酐测定

肌酐(creatinine,CRE 或 Cr)测定方法有化学法和酶法。化学法包括去蛋白苦味酸终点法和苦味酸速率法。肌酐的酶学测定方法,主要有 3 种类型:①肌氨酸氧化酶(sarcosine oxidase)法:肌酐酶-肌酸酶-肌氨酸氧化酶-过氧化物酶反应体系;②肌酐氨基水解酶(creatinine amidohydrolase,即肌酐酶 creatininase)法:肌酐酶-肌酸激酶-丙酮酸激酶-乳酸脱氢酶-NADH 反应体系;③肌酐亚氨基水解酶(creatinine iminohydrolase,即肌酐脱氨酶 creatinnine deaminoase)法:肌酐亚氨基水解酶-N-甲基乙内酰脲酰氨基水解酶-N-氨基甲酰胺肌氨酰氨基水解酶-肌氨酸氧化酶-过氧化物酶反应体系。酶学方法虽成本较高,但方法特异性强,结果准确,适用于各种自动分析仪,亦可用于干化学方法或电化学方法。

一、肌氨酸氧化酶法

【目的和要求】

掌握:肌氨酸氧化酶法测定血清肌酐的原理。

熟悉:肌氨酸氧化酶法的测定方法及注意事项。

了解:血清肌酐测定的临床应用。

【实验原理】

样品中的肌酐在肌酐酶的催化下水解生成肌酸。在肌酸酶的催化下肌酸水解产生肌氨酸和尿素。肌氨酸在肌氨酸氧化酶的催化下氧化成甘氨酸、甲醛和 H_2O_2,最后偶联 Trinder 反应,比色法测定。

【试剂与仪器】

1. 试剂 1

TAPS 缓冲液(pH 8.1)	30mmol/L
肌酸酶(微生物)	≥333μKat/L
肌氨酸氧化酶(微生物)	≥133μKat/L
维生素 C 氧化酶(微生物)	≥33μKat/L
HTIB	5.9mmol/L

2. 试剂 2

TAPS 缓冲液(pH 8.0)	50mmol/L
肌酐酶(微生物)	≥500μKat/L
过氧化物酶(辣根)	≥16.7μKat/L
4-氨基安替比林	2.0mmol/L
亚铁氰化钾	163μmol/L

注:①HTIB 为 2,4,6-三碘-3-羟基苯甲酸;②TAPS 为 N-三羟甲基代甲基-3-氨基丙磺酸。

3. 肌酐标准液

【操作方法】

操作方法按表 11-4 所示进行操作。

表 11-4 肌氨酸氧化酶法测定肌酐操作步骤

加入物(μl)	空白管	标准管	质控管	测定管
蒸馏水	6	—	—	—
标准液	—	6	—	—
质控血清	—	—	6	—
样品	—	—	—	6
试剂 1	250	250	250	250
混匀,37℃恒温 5 分钟,主波长 546nm,次波长 700nm,测定各管吸光度 A_1				
试剂 2	125	125	125	125

将表 11-4 中各管混匀,37℃孵育 5 分钟,主波长 546nm,次波长 700nm,再测定各管吸光度 A_2。

【结果】

$$血清肌酐(μmol/L) = \frac{A_{测定管2} - A_{测定管1}}{A_{标准管2} - A_{标准管1}} \times 校准液浓度(μmol/L)$$

【参考区间】

男性:59 ~ 104μmol/L;女性:45 ~ 84μmol/L。

【质量控制】

1. 肝素、枸橼酸、EDTA、氟化钠等在常规用量下对本测定无干扰。

2. Trinder 反应受胆红素和维生素 C 的干扰,可在试剂 1 中加入亚铁氰化钾(或亚硝基铁氰化钾)和维生素 C 氧化酶消除。

3. 肌酐的酶法分析是解决肌酐测定中非特异性干扰的根本途径。肌酐酶法分析中以肌酐酶偶联肌氨酸氧化酶法较为常用。

4. 肌酐酶偶联肌氨酸氧化酶法　为了消除样品中肌酸的干扰,利用自动分析中双试剂法的特点,在第一试剂中加入了肌酸酶,第二步反应可以消除内源性肌酸的干扰。

5. 肌酐酶法因特异性好,其参考值略低于苦味酸速率法。国外资料 Zietz Clinical to La-bo-ratory Tests(第 3 版)报告用肌酐酰胺水解酶-肌氨酸氧化酶方法,成年人男性为 55 ~ 96μmol/L,女性为 40 ~ 66μmol/L。国内有关肌酐酶法的参考区间报道较少。杨昌国等报道为,男性:60.6 ~ 136.2μmol/L;女性:44.8 ~ 110.8μmol/L。建议各实验室最好建立本地区的参考区间。

6. 肌酐酶偶联肌氨酸氧化酶法,以 Trinder 反应为指示系统。不同的色原物质其灵敏度差异很大,各试剂厂商都竞相研究并使用新型灵敏的色原物质。目前常用的色原物质有:3,5-二氯-2-羟基苯磺酸(DHBA)、N-乙基-(2-羟-3-磺丙基)-3,5-二甲氧基-4-氟苯胺(F-DAOS)、N-(2-羟-3-磺丙基)-3,5-二甲氧基苯胺(HDAOS)等。

【思考题】

试述肌氨酸氧化酶法血清肌酐的原理。

二、苦味酸速率法

【目的和要求】

掌握:苦味酸速率法测定血清肌酐的基本原理。

熟悉:苦味酸速率法测定血清肌酐的方法及实验评价。

了解:苦味酸速率法测定血清肌酐的质量控制。

【实验原理】

肌酐的化学速率法测定是根据肌酐与苦味酸反应,生成橘红色的苦味酸肌酐复合物的反应速率。在碱性反应环境中,样品中的肌酐或干扰物与苦味酸的反应速度不同。选择适宜的速率监测时间,避开干扰物质对肌酐与苦味酸反应的干扰,提高肌酐测定的特异性。

【试剂与材料】

1. 0.04mol/L 苦味酸溶液。

2. 0.32mol/L 氢氧化钠溶液。

3. 碱性苦味酸溶液　根据工作用量,将 0.04mol/L 苦味酸和 0.32mol/L 氢氧化钠等体积混合,加适量的表面活性剂(如 Triton X-100),放置 20 分钟以后即可应用。

4. 100μmol/L 肌酐标准应用液。

【操作方法】

操作方法按表 11-5 所示进行操作。

表 11-5　苦味酸速率法测定肌酐操作步骤

加入物	标准管	质控管	测定管
肌酐标准应用液(μl)	100	—	—
质控血清(μl)	—	100	—

续表

加入物	标准管	质控管	测定管
待测血清（μl）	—	—	100
碱性苦味酸溶液（ml）	1.0	1.0	1.0

分光光度计波长510nm，比色皿光径1.0cm，反应温度37℃，（按加样：试剂＝1：10）样品体积100μl，碱性苦味酸溶液1.0ml，混合均匀，倒入干净比色皿中，立即计时。

测定管与质控管吸光度变化值的测定：在试剂与样品混合后20秒时，510nm处读取测定其吸光度值；待反应进行至第60秒时，再读取测定其吸光度值。

标准管吸光度变化值的测定：在试剂与标准液混合后20秒时，510nm处读取标准吸光度值；待反应进行至60秒，再读取吸光度值。

【结果】

$$肌酐（\mu mol/L）=\frac{A_{测定管2}-A_{测定管1}}{A_{标准管2}-A_{标准管1}}\times100（\mu mol/L）$$

【参考区间】

男性：62～115μmol/L（0.7～1.3mg/dl）

女性：53～97μmol/L（0.60～1.1mg/dl）

【质量控制】

1. 必须严格控制反应时间，以尽量避免快速或慢速反应中假肌酐物质的干扰。

2. 溶血产生的红细胞内非特异性物质会干扰反应。

3. 胆红素可引起负偏差。某些全自动生化分析仪，能设置空白速率参数，能去除胆红素负干扰。

4. 温度对呈色反应速度影响较大，标准管与质控管、测定管的温度必须保持一致。

5. 本速率法线性范围可达2000μmol/L。血清样本测定值过高时，可用生理盐水将血清稀释。尿液标本用蒸馏水作20～50倍稀释。测定结果乘以稀释倍数。

6. 1886年Jaffe建立碱性苦味酸反应，肌酐与苦味酸反应生成橘红色的化合物。Jaffe反应并非仅对肌酐特异，还有许多化合物可生成Jaffe样色原，如蛋白质、葡萄糖、维生素C、丙酮、乙酰乙酸、丙酮酸、胍和头孢菌类抗生素，这类称为假肌酐，干扰程度与所选择的反应条件有关。根据肌酐与非肌酐物质的Jaffe反应动力学特点，利用"窗口期"肌酐动力学反应，可有效地提高测定特异性，操作简便，适用于各种自动分析仪。

7. 干扰速率法测定的非肌酐色原性物质有两类。一类为快速反应假肌酐物质，在样品与碱性苦味酸混合后迅速出现反应并在20秒内完成，生成非肌酐的有色化合物。测定时设置20秒延迟期，可以排除此类干扰。另一类为慢速反应假肌酐物质，一般在样品和碱性苦味酸混合后80～100秒才开始反应。这样，在20～80秒，出现"窗口期"。在窗口期内以肌酐与苦味酸的呈色反应占主导地位。有研究者发现"窗口期"的上限为60秒。为了提高速率法测定的特异性，速率测定时间选择在25～60秒。有学者对速率法进行严格评价后发现，此"窗口期"速率法，仍受到α-酮酸的正干扰和胆红素的负干扰。

8. 特异性　本法基本上可消除生理浓度的葡萄糖、维生素C和蛋白质等的干扰。但乙酰乙酸＞500μmol/L、维生素C＞2840μmol/L、丙酮酸＞1140μmol/L时有明显的干扰。高胆红素标本有明显的负干扰，溶血标本也有负干扰，标本应避免溶血。

9. 回收试验　96.7%～100.4%，平均98.5%。

【思考题】

1. 什么是假肌酐？

2. 干扰速率法测定的非肌酐色原性物质有哪些，如何消除？

三、内生肌酐清除率测定

【目的和要求】

掌握：内生肌酐清除率的计算方法。

熟悉：内生肌酐清除率测定患者的准备工作。

了解：内生肌酐清除率的临床意义。

【实验原理】

通过测定血液中和尿液中肌酐的含量来计算 24 小时或每分钟血液中肌酐被肾脏清除之量（清除值），与正常人内生肌酐清除值相比较，求得内生肌酐清除率。

【试剂与仪器】

同血清肌酐测定。

【操作方法】

1. 受检者应禁食肉类 3 天，不饮咖啡和茶，停用利尿药，试验前避免剧烈运动。饮足量的水，使尿量不少于 1ml/min。

2. 准确收集 24 小时尿液，测定尿液肌酐含量（测定方法见血清肌酐测定）。

3. 收集尿样的同时，抽静脉血 3ml，测定血清肌酐含量。

【结果】

$$内生肌酐清除值(L/24h) = \frac{尿液肌酐(\mu mol/L)}{血清肌酐(\mu mol/L)} \times 尿量$$

$$校正的内生肌酐清除值(L/24h) = 内生肌酐清除值 \times \frac{1.73}{体表面积(m^2)}$$

注：以正常人 24 小时内生肌酐清除值 128L（即 24 小时内有 128L 血液中的肌酐通过肾脏被清除）作为 100%，则

$$内生肌酐清除值(\%) = 校正的内生肌酐清除值 \times \frac{100}{128}（或 0.78）$$

例1：某受检者血液肌酐为 145.5μmol/L，尿液肌酐为 15 200μmol/L，24 小时尿量 1100ml（即 1.1L），身高 168cm，体重 68kg，计算如下：

$$内生肌酐清除值 = \frac{15\ 200\mu mol/L}{145.5\mu mol/L} \times 1.1 = 114.9L/24h$$

$$校正后的内生肌酐清除值 = 114.9 \times \frac{1.73}{1.75} = 113.59$$

$$内生肌酐清除率(\%) = 113.59 \times 0.78 = 88.6\%$$

目前临床上主张用每分钟清除值报告，计算方法如下：

$$内生肌酐清除值(ml/min) = \frac{尿液肌酐(\mu mol/L)}{血清肌酐(\mu mol/L)} \times 每分钟尿量(ml) \times \frac{1.73}{体表面积(m^2)}$$

例2：患者尿液肌酐浓度为 4530μmol/L，24 小时尿量 1584ml（每分钟尿量 1.1ml），血清肌酐为 89.1μmol/L，体表面积 1.75m²，计算如下：

$$内生肌酐清除值(ml/min) = \frac{4530}{89.1} \times 1.1 \times \frac{1.73}{1.75} = 55.3ml/min$$

【参考区间】

男性：(105±20)ml/min；女性(95±20)ml/min

【质量控制】

1. 最常见误差来源是尿液收集时间记录不准或部分尿液丢失,因此要准确收集尿液。要避免尿液在膀胱内潴留造成负误差,即要排空膀胱。

2. 收集尿液期间避免作剧烈运动。

3. 不同体表面积对结果影响很大,每个个体都应查图得出此值。体表面积计算方法是根据患者的身高(cm)和体重(kg),按图 11-1 查找。

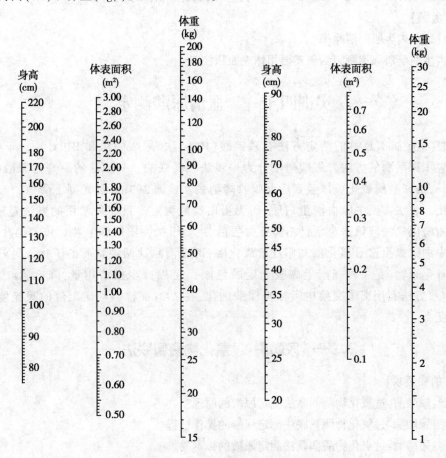

图 11-1　人体体表面积计算图

体表面积计算图用法:在图两边纵线中找到患者的身高(左)和体重(右)所在的两点,并将此两点连成直线,与中间纵线相交处的数值即为患者体表面积(m^2)。

肌酐清除率随着年龄的增长而下降(表 11-6)。

表 11-6　不同年龄组的肌酐清除值[$ml/(min \cdot 1.73m^2)$]

年龄(岁)	男(均值)	女(均值)
20~30	117	107
30~40	110	102
40~50	104	96
50~60	97	90
60~70	90	84
70~80	84	78

【临床意义】

内生肌酐清除率(C_{cr})降低反映肾小球的早期损害,并可根据其降低的程度来判断肾小球滤过功能损伤程度:C_{cr}在 51～75ml/min 时为轻度损伤,31～51ml/min 时为中度损伤,小于 30ml/min 时为重度损伤。

C_{cr}也用于指导治疗:C_{cr}小于 40ml/min 时应限制蛋白质摄入;低于 30ml/min 时噻嗪类利尿药治疗往往无效;一般以小于 10ml/min 作为进行人工肾透析治疗的指征。

【思考题】

1. 什么是内生肌酐清除率?

2. 内生肌酐清除率测定为何需要用体表面积校正?

实训四十一　血清尿酸测定

尿酸(uric acid,UA)的测定方法有磷钨酸(PTA)法、尿酸酶法和 HPLC 法。干化学方法也是应用尿酸酶的方法。尿酸酶法分为一步法和偶联法。一步法的原理是尿酸吸收峰在 293nm,被尿酸酶氧化成尿囊素后此吸收峰消失。检测 293nm 吸光度下降值,与尿酸浓度呈正比。该法需要去除血清蛋白质,用无蛋白滤液测定。目前最常用的方法是尿酸酶-过氧化物酶偶联法。该法灵敏且不需要去蛋白,主要干扰物质是维生素 C 和胆红素。在反应体系中加入维生素 C 氧化酶和胆红素氧化酶,可以消除这两种物质的干扰。另外,使用酚取代基化合物(是一种能产生高吸光度的色原),可以减少血清用量,降低胆红素的干扰。HPLC 方法利用离子交换树脂柱将尿酸纯化,在 293nm 检测柱流出液的吸光度,计算尿酸浓度。

一、尿酸酶-过氧化物酶偶联法

【目的和要求】

掌握:尿酸酶-过氧化物酶偶联法测定尿酸的原理。

熟悉:尿酸酶-过氧化物酶偶联法测定尿酸的操作过程。

了解:尿酸酶-过氧化物酶偶联法测定尿酸的标本要求。

【实验原理】

尿酸在尿酸酶催化下,氧化生成尿囊素和过氧化氢。过氧化氢与 4-氨基安替比林(4-AAP)和 3,5 二氯-2-羟苯磺酸(DHBS)在过氧化物酶的催化下,生成有色物质(醌亚胺化合物),在 520nm 处有最大吸收峰,其色泽与血清中尿酸含量成正比,与同样处理的尿酸标准液比较,可求出血清中尿酸的含量。反应式如下:

$$尿酸 + O_2 + H_2O \xrightarrow{\text{尿酸酶}} 尿囊素 + CO_2 + H_2O_2$$

$$2H_2O_2 + 4 - AAP + 3,5 - 二氯 - 2 - 羟基苯磺酸 \xrightarrow{\text{过氧化物酶}} 醌亚胺 + H_2O$$

【试剂与仪器】

1. 酶混合试剂　试剂成分和在反应液中的参考浓度:

尿酸酶	160U/L
过氧化物酶	1500U/L
4-AAP	0.4mmol/L
DHBS	2mmol/L
磷酸盐缓冲液(pH 7.7)	100mmol/L

以上试剂为混合干粉试剂,在应用前按照说明书用蒸馏水复溶。复溶后的试剂在室温可稳

定 48 小时,在 2~6℃ 可稳定 2 周。若发现干粉受潮结块或有颜色出现,或复溶后与定值质控血清的测定值不符,说明该试剂已变质,应弃去不用。

2. 300μmol/L 尿酸标准应用液。

3. 分光光度计、比色皿等。

【操作方法】

1. 试剂准备 按照干粉试剂盒说明书,加入一定量蒸馏水复溶,在实验开始前半小时做好准备工作。

2. 操作方法 按表 11-7 操作。

表 11-7 尿酸酶偶联法测定操作步骤

加入物	空白管	标准管	质控管	测定管
蒸馏水(μl)	100	—	—	—
标准液(μl)	—	100	—	—
质控血清(μl)	—	—	100	—
血清(μl)	—	—	—	100
酶试剂(ml)	1.5	1.5	1.5	1.5

混匀,室温放置 10 分钟,分光光度计波长 520nm,比色皿杯光径 1.0cm,以空白管调零,读取各管的吸光度。

【结果】

$$血清尿酸(μmol/L) = \frac{A_{测定管}}{A_{标准管}} \times 300$$

【参考区间】

男性:208~428μmol/L;女性:155~357μmol/L。

【质量控制】

1. 本法适用于各种类型的生化自动分析仪,测定程序和参数设置参阅仪器及试剂盒所附的说明书。

2. 酶法测定尿酸的特异性高,可分为紫外分光光度法和酶偶联法。两者共同特点是均应用尿酸酶将尿酸氧化成尿囊素和过氧化氢。然后可用 3 类方法进行测定:①紫外分光光度法测定:尿酸在波长 293nm 有吸收峰,而尿囊素则没有,因此在 293nm 波长的吸光度下降值与样品中尿酸含量呈正比;②尿酸酶、过氧化物酶偶联反应法测定;③尿酸酶、过氧化氢酶(catalase)和乙醛脱氢酶三联反应法测定:过氧化氢和乙醇在过氧化氢酶催化下,氧化生成乙醛,乙醛和 NAD 在醛脱氢酶催化下,生成乙酸和 NADH,在 340nm 波长监测样品管和标准管吸光度升高值,计算样品中尿素的含量。

3. 遇高浓度维生素 C 的标本,可使测定结果偏低,应在试剂盒中加入维生素 C 氧化酶(双试剂法),消除维生素 C 的干扰。

4. 特异性和干扰 尿酸酶对尿酸催化的特异性高,但 POD 催化反应特异性较差,而且因为血清尿酸浓度较低,因此一些还原性物质如维生素 C 和胆红素对尿酸测定的负干扰,比起对葡萄糖、胆固醇和甘油三酯更明显。临床上高胆红素标本较多见,若试剂中加入亚铁氰化钾可部分消除这种负干扰。维生素 C 氧化酶可防止维生素的干扰。

5. 尿酸标准浓度在 178.6~713.8μmol/L 线性良好,回收率 94.6%~102.3%;批内和批间

CV 在 224.8μmol/L 和 792.8μmol/L 时均小于 5%。

【思考题】

1. 尿酸酶-过氧化物酶偶联法测定尿酸的原理是什么？

2. 如何消除标本中的干扰物质维生素 C 和胆红素？

二、磷钨酸还原法

【目的和要求】

掌握:磷钨酸还原法测定尿酸的原理。

熟悉:磷钨酸还原法测定尿酸的操作步骤。

了解:磷钨酸还原法测定尿酸的注意事项。

【实验原理】

去蛋白血滤液中的尿酸,在碱性溶液中被磷钨酸氧化成尿囊素及二氧化碳;磷钨酸在此反应中则被还原成钨蓝。钨蓝的生成量与反应液中尿酸含量呈正比,可进行比色测定。

【试剂仪器】

1. 磷钨酸贮存液　称取钨酸钠 50g,溶于约 400ml 蒸馏水中,加浓磷酸 40ml 及玻璃珠数粒,煮沸回流 2 小时,冷却至室温,用蒸馏水稀释至 1L,贮存在棕色试剂瓶中。

2. 磷钨酸应用液　取 10ml 磷钨酸贮存液,以蒸馏水稀释至 100ml。

3. 0.3mol/L 钨酸钠溶液　称取钨酸钠($Na_2WO_4 \cdot 2H_2O$,MW 329.86)100g,用蒸馏水溶解后并稀释到 1L。

4. 0.33 mol/L 硫酸　取 18.5ml 浓硫酸,加入 500ml 蒸馏水中,然后用蒸馏水稀释至 1L。

5. 钨酸试剂　在 800ml 蒸馏水中,加入 50ml 0.3mol/L 钨酸钠溶液、0.05ml 浓磷酸和 50ml 0.33mol/L 硫酸,混匀,在室温中可稳定数月。

6. 1mol/L 磷酸钠溶液　称取 106g 无水碳酸钠,溶解在蒸馏水中,并稀释至 1L,置塑料试剂瓶内,如有混浊,可过滤后使用。

7. 6.0mmol/L 尿酸标准贮存液　取 60mg 碳酸锂(AR),溶解在 40ml 蒸馏水中,加热至 60℃,使其完全溶解。精确称取尿酸(MW 168.11)100.9mg,溶解于热碳酸锂溶液中,冷却至室温,转入 100ml 容量瓶中。用蒸馏水稀释至刻度,贮存在棕色瓶中。

8. 300μmol/L 尿酸标准应用液　在 100ml 容量瓶中,加尿酸标准贮存液 5ml,加乙二醇 33ml,然后以蒸馏水稀释到刻度。

9. 分光光度计或半自动生化分析仪。

【操作方法】

于 4 支 16mm×100mm 的试管(测定管、标准管、质控管和空白管)中各加 4.5ml 钨酸试剂,分别加入 0.5ml 血清、0.5ml 标准应用液、0.5ml 的质控液和 0.5ml 蒸馏水,混匀。测定管静置数分钟,3000r/min 离心 10 分钟,吸取上清液。然后各管按表 11-8 操作。

表 11-8　磷钨酸还原法测定尿酸操作步骤

加入物(ml)	空白管	标准管	质控管	测定管
空白管上清液	2.5	—	—	—
标准管上清液	—	2.5	—	—
质控管上清液	—	—	2.5	—
测定管上清液	—	—	—	2.5

加入物(ml)	空白管	标准管	质控管	测定管
碳酸钠溶液	0.5	0.5	0.5	0.5
混匀后放置10分钟				
磷钨酸应用液	0.5	0.5	0.5	0.5

表11-8中各管混匀,室温放置20分钟后,分光光度计波长660nm,比色皿光径1.0cm,以空白管调零,读取各管吸光度。

【结果】

$$血清尿酸(\mu mol/L) = \frac{A_{测定管}}{A_{标准管}} \times 300$$

【参考区间】

男性:262~452μmol/L;女性:137~393μmol/L

【质量控制】

1. 红细胞内存在多种非特异性还原物质,所以用血清或血浆测定比用全血好。

2. 因草酸钾与磷钨酸容易形成不溶性的磷钨酸钾,造成显色液混浊。因此,不能用草酸钾作抗凝剂。

3. 血清与尿液标本中的尿酸在室温下可稳定3天。尿液标本冷藏后,可引起尿酸盐沉淀,此时可调节pH至7.5~8.0,并将标本加热到50℃,待沉淀溶解后再进行测定。

4. 尿酸在水中溶解度极低(0.06g/L,37℃),但易溶于碱性碳酸盐溶液中,配制标准液时,加碳酸锂并加热助溶。如无碳酸锂,可用碳酸钠代替。

5. 用钨酸沉淀蛋白时,会引起尿酸与蛋白共沉淀,而且随滤液pH不同而变化。滤液在pH 3以下,尿酸回收率明显减低;滤液在pH 3.0~4.3,回收率为93%~103%;滤液在pH 2.4~2.7,回收率为74%~97%。此外,不能用氢氧化锌作蛋白沉淀剂,锌能与尿酸形成不溶性的尿酸锌。

6. 以甲醛为防腐剂的商品尿酸标准液,仅可用于磷钨酸还原法,不能用于尿酸酶法。

7. 特异性和干扰　血液中许多非尿酸还原性物质,可造成尿酸假性增高。如葡萄糖、谷胱甘肽、维生素C、半胱氨酸、色氨酸、酪氨酸等能使结果偏高17.8~29.3μmol/L。谷胱甘肽是血液中干扰最大的物质,当其浓度为1.3mol/L时可使尿酸增高41.65μmol/L。谷胱甘肽主要存在于血细胞内,故以血浆或血清为标本时并无明显干扰。

8. 准确度　在沉淀蛋白前加入尿酸标准液,其回收率为96%~102%。标准液在150~600μmol/L,测定值与真值的相关系数(r)为0.9999。

9. 精密度　日内变异系数为1.2%~3.5%,日间变异系数为2.9%~4.4%。

10. 线性范围在892.5μmol/L线性良好。

【临床意义】

1. 血清尿酸测定对痛风诊断最有帮助。痛风患者血清中尿酸增高,但有时亦会呈现正常尿酸值。

2. 核酸代谢增高时,如白血病、多发性骨髓瘤、真性红细胞增多症等血清尿酸值亦常见增高。

3. 肾功能减退时,常伴有血清尿酸增高。

4. 三氯甲烷中毒、四氯化碳中毒及铅中毒、子痫、妊娠反应及食用富含核酸的食物等,均可引起血中尿酸含量增高。

【思考题】

1. 尿液标本出现尿酸盐沉淀如何处理？
2. 血清尿酸测定有何临床意义？

（张雅娟）

项目十二

心肌损伤标志物检验

心肌损伤标志物是指具有心肌特异性,当心肌细胞损伤时,可大量释放至循环血液中,其血浓度变化可反映心肌损伤及其程度的特异性物质。临床常用的心肌损伤标志物包括蛋白类标志物和酶类标志物(心肌酶谱)两大类,前者主要包括心肌肌钙蛋白、肌红蛋白、肌酸激酶同工酶质量等;后者主要有肌酸激酶及其同工酶和乳酸脱氢酶及其同工酶。一般认为肌红蛋白、肌酸激酶是心肌损伤的早期标志物,而心肌肌钙蛋白是心肌损伤的确诊性标志物,这些生化标志物也是目前临床评估病情和判断预后的灵敏指标。

蛋白类标志物的检测目前以免疫学方法为主,是利用单克隆技术进行测定的一种分析方法,该方法抗干扰能力强,准确度高,但也存在着测定标准化及精确性控制等方面的问题。肌酸激酶同工酶检测大大提高了其在急性心肌梗死中诊断及病情判断中的准确性,避免了因血中存在酶的激活剂或抑制剂而影响酶的活性使测定结果明显受到影响的现象,提高了其在临床上的应用价值。现代生化分析仪的广泛应用,使心肌酶谱的测定由早期的"固定时间法"测定逐渐被现在较多采用的"连续测定法"即速率法所取代。速率法测定酶反应的初速度,其结果远比"固定时间法"所测的平均速度准确得多。但应注意血液标本的正确处理。

本章主要介绍血清肌酸激酶及同工酶、乳酸脱氢酶、肌红蛋白及心肌肌钙蛋白测定方法。

实训四十二 血清肌酸激酶测定(IFCC 法)

【目的和要求】

掌握:酶偶联法测定血清肌酸激酶的原理。

熟悉:酶偶联法测定血清肌酸激酶的操作。

了解:试剂的配制。

【实验原理】

在肌酸激酶(CK)的催化下,磷酸肌酸与 ADP 反应生成肌酸和 ATP,随即在己糖激酶(HK)的催化下,ATP 使葡萄糖磷酸化为葡萄糖-6-磷酸(G-6-P),后者在葡萄糖-6-磷酸脱氢酶(G-6-PD)催化下与 NADP⁺ 反应,生成6-磷酸葡萄糖酸和 NADPH。利用酶偶联反应原理,在340nm 波长处,连续监测单位时间内 NADPH 的生成速率(ΔA/min),可计算出 CK 总活性。反应式如下:

$$磷酸肌酸 + ADP \xrightarrow{\text{磷酸肌酸激酶}} 肌酸 + ATP$$

$$葡萄糖 + ATP \xrightarrow{\text{己糖激酶}} 葡萄糖 - 6 - 磷酸 + ADP$$

$$葡萄糖 - 6 - 磷酸 + NADP^+ \xrightarrow{\text{葡萄糖} - 6 - 磷酸脱氢酶} 6 - 磷酸葡萄糖酸 + NADPH + H^+$$

【试剂与仪器】

1. 128mmol/L 咪唑-醋酸盐缓冲储存液(pH 7.0,25℃)取咪唑 8.27g,溶于蒸馏水约950ml中,加 EDTA-Na₂ 0.95g 及醋酸镁 2.75g,完全溶解后,用1mol/L 醋酸调 pH 至 6.7(25℃),定容至1L,置4℃冰箱中可稳定 2 个月。

2. 应用试剂 I　取上述缓冲储存液 90ml,加 ADP 98mg,AMP 211mg,二腺苷-5′-磷酸锂盐 1.1mg,D-葡萄糖 414mg,NADP 二钠盐 181mg 及 N-乙酰半胱氨酸 375mg,用 1mol/L 醋酸调 pH 至 6.5(30℃),再加 HK260~290U 及葡萄糖-6-磷酸脱氢酶 175U,以蒸馏水定容至 100ml。此液制备后,在 340nm 的吸光度应<0.35,在 4℃可稳定 5 天,室温稳定 6 小时,-20℃至少稳定 1 周。

3. 应用试剂 II　取磷酸肌酸二钠盐 1.25g,以蒸馏水溶解并定容至 10ml,此液制备后 340nm 的吸光度应<0.15,在 4℃可稳定 3 个月,-20℃至少稳定 1 年。

4. 待测标本　病人血清或质控血清。

5. 半自动或全自动生化分析仪。

【操作方法】

1. 半自动操作　现以具有 37℃恒温比色池的分光光度计为例,说明操作过程。

(1)取 2ml 应用试剂 I 与 100μl 血清置测定管中,混匀,37℃水浴 5 分钟。

(2)加入 200μl 应用试剂 II(已在 37℃水浴预温 5 分钟以上),混匀,转入 3ml 光径 1.0cm 的比色杯中,立即放入恒温比色槽内。

(3)待 120 秒的延滞期后,在波长 340nm 处,连续监测吸光度变化速率(计数时间 120 秒),以线性反应期吸光度的增加速率($\Delta A/min$),计算血清中 CK 的活性浓度。

2. 自动生化分析仪操作程序的设置　如为试剂盒,按说明书要求设置参数,进行分析。按手工操作要求设置参数为:

系数	3698
温度	37℃
波长	340nm
比色杯光径	1.0cm
温育时间	300 秒
延滞时间	120 秒
检测时间	120 秒
吸液量	100μl
分析类型	动力学法
反应方向	上升反应

【结果】

$$CK(U/L) = \Delta A/min \times \frac{10^6}{6220} \times \frac{2.3}{0.1} = \Delta A/min \times 3698$$

式中:6220 为 NADPH 在 340nm 处的摩尔吸光度;2.3 为反应液的总体积(ml);0.1 为血清用量(ml)。

【参考区间】

男性:38~174U/L;女性:26~140U/L。

【质量控制】

1. 本法线性至少能达到 3000U/L,但一般而言,若血清总 CK 测定值>2000U/L 时,建议在测定 CK 前,采用不含 CK 的混合血清稀释样本。混合血清在 56℃孵育 2 小时后即不含 CK,将测定结果乘以稀释倍数。

2. 试剂空白的速率($\Delta A/min$)应<0.001,即<3.7U/L。

3. 最好采用血清样本,肝素抗凝血浆亦可。勿用柠檬酸盐、EDTA 和氟化物作为抗凝剂,否则会影响测定结果。

4. 标本采集后应尽快将血清冷却到 4℃,CK 活性不稳定,血清保存期间 CK 易失去活性。室温 4 小时以内、4℃下 8~12 小时、冰冻后 2~3 天可维持活性不变。-20℃可长期保存,活性损失较小。保存的血清标本中不需加巯基试剂,反应液中所含的 EDTA 及 N-乙酰半胱氨酸可使 4℃保存 1 周的血清 CK 重新激活达 99%。

5. 红细胞不含 CK,轻度溶血对测定结果无影响,但中、重度溶血时,红细胞释出的腺苷酸激酶(AK)、ATP 及 G-6-P 等干扰测定的成分,均可影响测定结果。红细胞和几乎所有组织中均含有 AK,它可催化 $2ADP \rightarrow ATP + AMP$,此反应生成的 ATP 将导致 CK 测定结果偏高。

6. 反应体系中试剂成分的作用:①N-乙酰半胱氨酸供给巯基,保持 CK 活性中心必需基团不被氧化;②Mg^{2+} 作为激活剂;③血清中 Ca^{2+} 是 Mg^{2+} 的竞争性抑制剂,EDTA 可消除 Ca^{2+} 的影响,而且有利于试剂的稳定。

7. 酶偶联法测定血清肌酸激酶活性灵敏、快速,为测定 CK 的参考方法。该法线性范围:可达 3000U/L;精密度:批内 CV 值≤5%,批间 CV 值≤6%;准确度:定值与质控血清靶值相对偏差≤10%。

【临床意义】

血清 CK 活性测定主要用于心肌、骨骼肌和脑疾病的诊断和鉴别诊断及预后判断。

1. 临床上主要用于 AMI 的诊断。在 AMI 时,血清中 CK 的活性可显著升高,其增高的程度与心肌损伤的程度基本一致。为应用最广泛的心肌损伤指标之一。

2. 病毒、细菌、寄生虫感染引起的肌肉感染性疾病(如心肌炎、皮肌炎),都能引起 CK 升高。

3. 骨骼肌疾病和损伤,CK 活性极度升高,可高达参考范围上限 200 倍。

4. 脑血管意外、脑膜炎等中枢神经系统疾病以及甲状腺功能减退等均可导致血清 CK 活性升高。

5. 某些药物如拉贝洛尔、两性霉素 B、利多卡因、奎尼丁和贝特类降血脂药等亦可致 CK 活性升高。

【思考题】

1. 简述肌酸激酶的生理作用。

2. 简述血清肌酸激酶测定的临床意义。

3. 连续监测法(速率法)测定血清肌酸激酶的原理是什么?

实训四十三　血清肌酸激酶同工酶(MB)测定(免疫抑制法)

【目的和要求】

掌握:免疫抑制法测定 CK-MB 的原理。

熟悉:免疫抑制法测定 CK-MB 的操作。

了解:试剂的配制。

【实验原理】

CK-MB 由 CK-M 和 CK-B 亚单位组成,抗 CK-M 抗体完全抑制了 CK-MM(肌酸激酶的主要活性部分)和 CK-MB 中的 CK-M 亚单位的活性。再检测 CK 的活性为余下的 CK-B 的活性,相当于一半 CK-MB 活性,所以将结果乘以 2,为 CK-MB 的活性。

【试剂与仪器】

1. 应用试剂 Ⅰ　咪唑缓冲液 100mmol/L、葡萄糖 20mmol/L、N-乙酰半胱氨酸 0.2mmol/L、乙酸镁 10mmol/L、EDTA 2mmol/L、NADP 2mmol/L、AMP 5mmol/L、己糖激酶 >4U/ml、羊抗人多克隆抗体 2000U/L。

2. 应用试剂 Ⅱ　磷酸肌酸 30mmol/L、ADP 2mmol/L、G-6-PDH >2.8U/ml。

3. 待测标本　病人血清或质控血清。

【操作方法】

自动生化分析仪操作程序的设置　如为试剂盒,按说明书要求设置参数,进行分析。按手工操作要求设置参数为:

温度	37℃
波长	340nm
分析类型	动力学法
反应方向	上升反应

【结果】

$$CK(U/L) = \Delta A/min \times \frac{10^6}{6220} \times \frac{2.3}{0.1} = \Delta A/min \times 3698$$

式中:6220 为 NADPH 在 340nm 处的摩尔吸光度,2.3 为反应液的总体积(ml),0.1 为血清用量(ml)。

【参考区间】

<24U/L

【质量控制】

1. 一般而言,若血清总 CK 测定值 >1000U/L 时,应将样本用生理盐水稀释至 CK 活力在 1000U/L 以下,重新测定,结果乘以稀释倍数。

2. 最好采用血清样本,肝素抗凝血浆亦可。勿用柠檬酸盐、EDTA 和氟化物作为抗凝剂,否则会影响测定结果。

3. 标本采集后应尽快测定,应避免溶血和污染。

4. 免疫抑制法测定血清肌酸激酶活性灵敏、快速,为测定 CK 的参考方法。本法线性范围:可达 1000U/L;精密度:批内 CV 值≤5%,批间 CV 值≤6%;准确度:测定值与质控血清靶值相对偏差≤10%。

【临床意义】

CK-MB 是诊断急性心肌梗死最有价值的酶学生化指标。

1. 通常血浆中的 CK-MB 来自心肌,若患者具有 CK-MB 活性升高和下降的序列性变化,且峰值超过参考值上限 2 倍,又无其他原因可解释时,应考虑 AMI。CK-MB 质量用于胸痛发作 3 小时后诊断 AMI 阳性率可达 50%。6 小时的诊断阳性率可达到 80%。

2. AMI 发作后如未进行溶栓治疗,CK-MB 通常在 3～8 小时出现升高,达峰时在发病后 9～30 小时,于 48～72 小时恢复至正常水平。与总 CK 测定比较,CK-MB 的峰时稍有提前,且消失也较快。

3. 以血清 CK-MB 水平评价 AMI 的梗死面积大小存在一定的争论,一般认为,梗死范围较小者,CK-MB 达峰时间较早,恢复正常时间较短。实际 CK-MB 达峰时间与病情的严重程度而不是梗死的面积更相关,由此可认为 CK-MB 达峰早者比达峰晚者预后好。

4. 溶栓治疗时,CK-MB 早期升高及短时间内达峰是 AMI 的征兆。

【思考题】

1. 简述血清 CK-MB 测定的临床意义。

2. 免疫抑制法测定 CK-MB 的原理是什么?

实训四十四　血清乳酸脱氢酶测定(连续监测法)

【目的和要求】

掌握:连续监测法测定血清乳酸脱氢酶总活性的基本原理。

熟悉:连续监测法测定血清乳酸脱氢酶活性的操作过程及其正常参考值。

了解:血清乳酸脱氢酶活性测定对疾病诊断的临床意义。

【实验原理】

乳酸脱氢酶(LDH)催化以下反应:

$$L-乳酸 + NAD^+ \xrightarrow{LDH} 丙酮酸 + NADH + H^+$$

在反应过程中,乳酸氧化成丙酮酸,同时 NAD^+ 还原成 NADH,NADH 在 340nm 有紫外吸收峰,引起 340nm 吸光度的升高。吸光度升高速率与标本中 LDH 活性呈正比关系。

【试剂与仪器】

1. 速率法测定血清乳酸脱氢酶活性多用试剂盒,各厂家试剂盒原包装含量有所差异,但反应体系中有效成分含量相近,要按试剂盒说明书操作。

2. 自配试剂

(1)底物缓冲液:Tris-乳酸锂缓冲液(含 Tris 52.5mmol/L,乳酸锂 52.5mmol/L):称取 Tris 0.634g,乳酸锂 0.504g,溶于约 80ml 蒸馏水中,置 37℃ 水浴箱,使温度达到平衡后,再用 1mol/L 的 HCl(约加入 4.5ml)调节 pH 至 8.9,再加蒸馏水至 100ml,冰箱保存。

(2)底物应用液:用 1ml Tris-乳酸锂缓冲液加 4.2mg NAD^+ 的比例配制(含 Tris 52.5mmol/L,乳酸锂 52.5mmol/L,NAD^+ 6.0mmol/L)。

3. 仪器以半自动生化分析仪为例。

【操作方法】

1. 血清稀释度　取血清 50μl,加已预温至 37℃ 的底物应用液 1.0ml,立即吸入自动分析仪,此时血清稀释倍数为 21 倍。

2. 参数设置

系数	3376
温度	37℃
波长	340nm
吸样量	0.5ml
孵育时间	30 秒
监测时间	60 秒
吸光度读数点	≥6

【结果】

计算:

$$LDH(U/L) = \Delta A/min \times \frac{10^6}{6220} \times \frac{1.05}{0.05} = \Delta A/min \times 3376$$

式中:$\Delta A/min$ 为平均每分钟吸光度增加值;6220 为 340nm 处 NADH 的微摩尔吸光系数;1.05 为比色液总体积(ml);0.05 为血清用量(ml)。

【参考区间】

109～245U/L。

【质量控制】

1. 红细胞含 LDH 为血清的 100～150 倍,故标本应严格避免溶血。另外,若血清中有未除尽血块,无论是在 4℃ 或室温存放的标本,LDH 活性将明显升高。

2. 测定 LDH 活性一般用血清,肝素抗凝血浆测定 LDH 活性影响不大,但草酸盐抗凝剂、EDTA 对 LDH 活性有抑制。在采用血浆作标本时必须用 3000r/min 离心 15 分钟以除去血小板。

3. 不同的 LDH 同工酶对低温的敏感性不同。在 4℃ 时,LDH_4 和 LDH_5 易失活,故标本如不能及时测定,应置室温(25℃)存放,2～3 天不会出现活性的丢失。

4. 如果血清必须存放较长时间,应加入 10mg/ml 的 NAD^+ 或 3.1mg/ml 的谷胱甘肽后于 4℃ 保存,可降低 LDH_4 和 LDH_5 的失活速率。

5. 测定结果 >1000U/L 时,应将血清稀释后重新测定。

6. 试剂稳定 本实验是根据正向反应而建立。其优点在于:乳酸盐和底物溶液的稳定性较好,−20℃ 保存可稳定 6 个月以上,且两溶液的浓度对测定方法的影响最小。

7. 精密度好 LDH 活性为 65U/L 时,日间 CV 为 5.8% ;LDH 活性为 149U/L 时,日间 CV 为 3.2% 。

8. 特异度高 血清中存在的非 LDH 的 NAD^+ 类氧化还原酶的内源性底物很少,加上标本的稀释度大,因此这些酶的干扰作用可忽略不计。

【临床意义】

乳酸脱氢酶是一种存在于人体细胞液中的酶,组织中酶活性比血清高 1000 倍,所以即使少量的组织坏死释放出的酶,也能使血清中乳酸脱氢酶活性增高,这样使得其特异性也较差。

1. 增高 主要见于心肌梗死、肝硬化、肿瘤、肾脏疾病、低氧血症、外伤、肌肉受损、肌肉营养不良,此外,休克和低血压都可造成 LDH 增高。虽然和磷酸肌酸激酶相比,其活性增高出现较晚,阳性率也较低,但持续时间长,仍不失为诊断心肌梗死的一个有价值的指标。此外,也可辅助诊断肿瘤、肝癌等。

2. 降低 目前尚未发现有临床意义。

【思考题】

1. 速率法测定乳酸脱氢酶活性为何选用正向反应,而不选用逆向反应?

2. 血清 LDH 总活性的测定对疾病诊断有何临床意义? 能否单独作为临床诊断某种疾病的指标?

实训四十五 血清肌红蛋白测定

【目的和要求】

掌握:胶乳增强透射比浊法测定血清肌红蛋白(Mb)的测定原理。

熟悉:血清肌红蛋白测定的常用方法及操作过程。

了解:血清肌红蛋白测定对临床疾病的诊断意义。

【实验原理】

Mb 致敏胶乳颗粒是大小均一的聚苯丙烯乳胶颗粒悬液,颗粒表面包被有兔抗人 Mb 抗体,样本中的 Mb 与胶乳颗粒表面的抗体结合后,使相邻的胶乳颗粒彼此交联,发生凝集反应产生浊度。该浊度与样本中的 Mb 浓度呈正比,在 570nm 处测定吸光度,可计算样本中的 Mb 浓度。

【试剂与仪器】

1. 试剂 I 甘氨酸缓冲液(pH 9.0),NaN_3 1.0g/L。

2. 试剂 II 致敏胶乳悬液,兔抗人 Mb IgG 致敏胶乳颗粒,NaN_3 1.0g/L。

3. Mb 校准品

【操作方法】

1. 测定条件

温度	37℃
波长	570nm
比色杯光径	1.0cm
反应时间	5 分钟

2. 按表 12-1 操作。

表 12-1　血清肌红蛋白测定操作步骤

加入物(μl)	空白管	标准管	质控管	测定管
蒸馏水	20	—	—	—
Mb 校准品	—	20	—	—
质控血清	—	—	20	—
血清	—	—	—	20
试剂 I (μl)	200	200	200	200
混匀,保温 5 分钟,以空白管调零,测得各管光密度为 A1				
试剂 II (μl)	150	150	150	150
混匀,保温 5 分钟,以空白管调零,测得各管光密度为 A2				

【结果】

$$\Delta A = A_1 - A_2$$

采用非线性多点定标模式,以不同浓度标准品的 ΔA,绘制标准曲线,测定管 ΔA 从标准曲线上查出测定结果。

【参考区间】

健康成年人血清 Mb $< 70 \mu g/L$。

【质量控制】

1. 本法适用于各种类型的半自动、全自动生化分析仪,但应严格按照说明书设定参数进行操作。

2. 本法试剂应避光,在 28℃可保存 12 个月,−20℃可保存更长时间,但不宜反复冻融。

3. 本法灵敏度高,特异性好,测定速度快,临床应用较多。

【临床意义】

1. Mb 是诊断急性心肌梗死(AMI)的早期指标,AMI 后 1~2 小时患者血清中 Mb 血清浓度即迅速增加。

2. 对疑为 AMI 者,如果 12 小时内重复检测 Mb 不升高,可排除 AMI。

3. Mb 测定有助于观察 AMI 病程中有无再梗死或梗死再扩展。

4. Mb 可作为溶栓疗法中判断有无再灌注的较灵敏且准确的指标。

【思考题】

1. 血清 Mb 测定在 AMI 的诊疗中有何应用价值? 应与引起 Mb 升高的哪些疾病区别?

2. Mb 的生物化学特征有哪些?

实训四十六　血清心肌肌钙蛋白测定(胶乳增强透射比浊法)

肌钙蛋白是肌肉收缩的调节蛋白,由三个结构不同的亚基组成,即肌钙蛋白 T(TnT)、肌钙蛋白 I(TnI)和肌钙蛋白 C(TnC),它附在收缩的横纹肌细微组织上,TnI 是一种结构蛋白,它与肌动蛋白及原肌球蛋白互相作用。TnI 与肌动球蛋白在静止状态时相结合,抑制肌动球蛋白的 ATP 酶(ATPase)活性。cTn(T 或 I)是目前诊断急性心肌损伤的早期的确定性指标。cTn 检测方法较多,可以用酶联免疫法(ELISA)作定量检测,也可用快速的固相免疫层析法作定性检测。目前,胶乳增强透射比浊法已有试剂盒供应,适用于自动化分析仪,通用性强,已应用于临床。现以胶乳增强透射比浊法测定血清肌钙蛋白 I 为例介绍。

【目的和要求】

掌握：胶乳增强透射比浊法测定血清肌钙蛋白的测定原理。

熟悉：血清肌钙蛋白测定的常用方法及操作过程。

了解：血清肌钙蛋白测定对临床疾病的诊断意义。

【实验原理】

将特异性抗体结合于胶乳颗粒表面,标本与胶乳试剂在缓冲液中混合,标本中的 cTnI 与胶乳颗粒表面的特异性抗体结合,使相邻的胶乳颗粒被彼此交联,在 570nm 处测定溶液浊度的增加程度与标本中的 cTnI 含量有关。

【试剂与仪器】

R1:Tris 缓冲液 pH 7.2 100mmol/L、PEG(聚乙二醇)5ml/L、氯化钠 8.5g/L

R2:包被有抗人 cTnI(肌钙蛋白 I)抗体的胶乳液 10ml/L、Tween-20(吐温-20)1g/L、叠氮钠 1g/L

校准品:含肌钙蛋白 I 的溶液或冻干粉;

质控品:含肌钙蛋白 I 的溶液或冻干粉。

【操作方法】

1. 测定条件

温度	37℃
波长	570nm
比色杯光径	1.0cm
反应时间	5 分钟

2. 按表 12-2 操作。

表 12-2 血清肌钙蛋白测定操作步骤

加入物(μl)	空白管	标准管	质控管	测定管
蒸馏水	20	—	—	—
TnI 校准品	—	20	—	—
质控血清	—	—	20	—
血清	—	—	—	20
试剂 I (μl)	200	200	200	200
混匀,保温 5 分钟,以空白管调零,测得各管光密度为 A_1				
试剂 II (μl)	150	150	150	150
混匀,保温 5 分钟,以空白管调零,测得各管光密度为 A_2				

【结果】

$$\Delta A = A_1 - A_2$$

采用非线性多点定标模式,以不同浓度标准品的 ΔA,绘制标准曲线,测定管 ΔA 从标准曲线上查出测定结果。

【参考区间】

cTnT 0.1ng/ml;cTnI < 0.04ng/ml(99% 分位)

CV% 为 10% 的测定值为 0.1ng/ml,非 ST 段抬高性心肌梗死 cTnI 诊断界值在 0.16ng/ml 诊断时,特异性和敏感度达 85%~95%。

0.04~0.16ng/ml 不排除急性冠脉综合征。

【质量控制】

1. 本法线性范围 $0.3 \sim 25\mu g/L$,判定依据:$r^2 \geq 0.990$。

2. 精密度 批内 $CV \leq 10.0\%$;批间相对极差 $\leq 10.0\%$。

3. 试剂空缺吸光度 波长 505nm,光径 1.0cm,测得试剂吸光度值 $A \leq 1.5$。试剂空缺吸光度变化率:波长 505nm,光径 1.0cm,测得试剂吸光度变化率 $\Delta A/min \leq 0.1$。

【临床意义】

心肌肌钙蛋白的检测在心肌损伤的临床诊断和预后判断中的应用非常广泛,如急性冠状动脉综合征(包括隐性心绞痛和不稳定心绞痛、急性心肌梗死等)、心肌炎、心肌创伤、围术期心脏并发症、脓毒血症导致的左心衰竭等。根据血清 cTn 的峰值高低、上升和下降速度,可以判断冠状动脉是否再通,估测心肌梗死范围并对患者的并发症、近期及远期预后、危险度分别做出判断。对于微小心肌损伤,尚达不到 AMI 的诊断标准,此时血清 CK-MB 尚在正常参考范围内,而 cTnT 和 cTnI 已升高,因此这种缺血性心肌损伤可通过 cTnT 和 cTnI 的变化得以发现。

此外 cTn 还可用于溶栓治疗效果观察,心肌损伤面积的估计,心脏移植后排异反应观察,某些药物疗效观察等。

【思考题】

1. 血清 cTn 临床意义有哪些?

2. cTn 的生物化学特征有哪些?

(卢 杰)

项目十三

胰腺疾病检验

胰腺是一个具有内分泌和外分泌双重功能的器官,胰腺分泌的胰液中含有丰富的消化酶,包括淀粉酶、脂肪酶和蛋白酶等。胰腺疾病时这些酶进入血液循环,导致血液中酶活性升高,因此检测血清淀粉酶和脂肪酶的活性可了解胰腺的分泌功能,对胰腺疾病的诊断具有重要意义。

实训四十七 血清淀粉酶活性测定

淀粉酶(α-amylase,AMY,EC3·2·1·1)又称 α-1,4-葡聚糖水解酶,作用于多糖分子的 α-1,4-糖苷键,生成麦芽糖和葡萄糖。淀粉酶分子量为 40 000~50 000,很易由肾脏排出。α-淀粉酶在人体内的分布很广,但主要存在于胰腺、唾液腺及其分泌液中,对食物中多糖化合物的消化起重要作用。血清淀粉酶主要有两种同工酶,即同工酶 P(来源于胰腺)及同工酶 S(来源于唾液腺及其他组织)。

淀粉酶是临床应用最早的酶,测定方法多达 200 余种。一般可将这些方法归纳为两类:一类是以天然淀粉为底物的测定法,如淀粉分解法、糖化法和色素淀粉法等。由于天然淀粉的分子结构和葡萄糖组成不确定、不同植物来源的淀粉和不同批号的淀粉,其分子结构和化学性质不尽相同,因此难以达到方法学标准化,测定的准确性和重复性都较差。目前除碘-淀粉比色法外,另一类是使用分子组成确定的小分子寡聚糖(含 4~7 个葡萄糖单位)或对-硝基苯酚-糖苷等作为淀粉酶底物,与辅助酶、指示酶共同组成淀粉酶测定系统,如以对-硝基苯麦芽庚糖苷($4NP$-G_7)为底物的对硝基苯麦芽庚糖苷法。此类方法最突出的优点是底物的结构、分子量和水解产物确定,方法简便快速,精密度好,线性范围宽,是目前测定淀粉酶较为理想的方法。下面介绍碘-淀粉比色法和对硝基苯麦芽庚糖苷法。

【目的和要求】

掌握:连续监测法和碘-淀粉比色法测定血清淀粉酶的原理。

熟悉:淀粉酶测定的操作步骤和临床应用。

了解:淀粉酶测定的方法学评价及质量控制。

一、碘-淀粉比色法

【实验原理】

血清(或血浆)中 α-淀粉酶(AMY)催化淀粉分子中 α-1,4-糖苷键水解,产生葡萄糖、麦芽糖及含有 α-1,6-糖苷键支链的糊精。在底物过量且浓度已知的条件下,保温反应到规定时间后加入含强酸的碘液终止反应,并与未被水解的淀粉结合成蓝色复合物(碘色反应),其蓝色的深浅与未经酶促反应的空白管比较,从而计算出 AMS 的活力单位。

$$淀粉 \xrightarrow{AMY} 葡萄糖、麦芽糖及糊精$$

$$剩余淀粉 + 碘液 \longrightarrow 蓝色化合物$$

【试剂与仪器】

1. 试剂

(1)0.4g/L 缓冲淀粉溶液　于蒸馏水约 500ml 中,溶解氯化钠 9g,无水磷酸氢二钠 22.6g (或 Na₂HPO₄·12H₂O 56.94g)和磷酸二氢钾 12.5g,加热至沸,另取一小烧杯,精确称取可溶性淀粉 0.4g,加入蒸馏水约 10ml,使溶液呈糊状后,加入上述沸腾之溶液中,清洗烧杯并倒入,冷却至室温后,加入 37% 甲醛溶液 5ml,用蒸馏水稀释至 1000ml,该溶液 pH 为 7.0±0.1,置冰箱保存。

(2)0.1mol/L 碘贮存液　于蒸馏水约 400ml 中,溶解碘酸钾 1.7835g 及碘化钾 22.5g,缓慢加入浓盐酸 4.5ml,边加边搅拌,用蒸馏水定容至 500ml,充分混匀,贮存于棕色瓶中,塞紧,置冰箱保存。

(3)0.01mol/L 碘应用液　取碘贮存液 1 份加蒸馏水 9 份,混匀,贮存于棕色瓶中,冰箱保存可稳定 1 个月。

2. 仪器　可见分光光度计。

【操作方法】

质控血清和血清标本先用生理盐水作 10 倍稀释,再按表 13-1 操作。

表 13-1　碘-淀粉比色法测定血清淀粉酶操作步骤

加入物	空白管	质控管	测定管
缓冲淀粉溶液(ml)	1.0	1.0	1.0
37℃预温 5 分钟			
稀释质控血清(μl)	—	200	—
稀释血清(μl)	—	—	200
混匀,置37℃水浴中准确计时 7.5 分钟			
碘应用液(ml)	1.0	1.0	1.0
蒸馏水(ml)	6.2	6.0	6.0

混匀,以蒸馏水调零,波长 660nm 测定各管吸光度。

单位定义:100ml 血清中的淀粉酶,在 37℃15 分钟水解淀粉 5mg 为 1 个单位。

【结果】

$$淀粉酶(U)=\frac{空白管吸光度-测定管吸光度}{空白管吸光度}\times\frac{0.4}{5}\times\frac{15}{7.5}\times\frac{100}{0.02}$$

$$=\frac{空白管吸光度-测定管吸光度}{空白管吸光度}\times800$$

【参考区间】

血清 80~180U/dl;尿液 100~1200U/dl。

【质量控制】

1. 本法线性范围 <400U/dl,批内 CV 3.1%~9.0%,批间 CV 12.4%~15.1%,与对-硝基苯麦芽庚糖苷法相比较,在酶活性低时相关性较好,但酶活性较高时相关性差,因此,该法不能认为是淀粉酶测定的理想方法。但由于该法简单、易行,不需特殊设备、试剂价廉,目前仍然为部分基层单位所使用。

2. 酶活性在 400U/dl 以下时,与底物的水解量成线性。如测定管吸光度小于空白管吸光度一半时,应加大血清稀释倍数或减少稀释血清加入量,测定结果乘上稀释倍数。

3. 血清或血浆均可,但是血浆最好用肝素抗凝,不能用对 AMY 活性有抑制作用的草酸盐、枸橼酸盐、EDTA-Na₂ 及氟化钠。样品应在室温下运输保存并及时测定。

4. 唾液含高浓度淀粉酶,须防止带入。

5. 淀粉产品不同,碘色反应颜色不同。其空白吸光度也可有明显差异,但一般空白吸光度应<0.40。

6. 缓冲淀粉溶液若出现混浊或絮状物,表示缓冲淀粉溶液受污染或变质,不能再用,应重新配制。

7. 本法亦适用于其他体液淀粉酶的测定。尿液应先作20倍稀释后再进行测定。

【临床意义】

1. 血清 AMY 测定主要用于诊断急性胰腺炎及急腹症的鉴别诊断。急性胰腺炎发病后8~12小时血清 AMY 开始增高,12~24小时达高峰,2~5天下降至正常。如达350U/dl 时应怀疑此病,超过500U/dl 有诊断意义。急性阑尾炎、肠梗阻、胰腺癌、胆石症、溃疡病穿孔及吗啡注射后等均可见血清 AMY 增高,但常低于500U/dl。

淀粉酶可通过肾小球滤过。尿 AMY 约于急性胰腺炎发病后12~24小时开始升高,下降也比血清 AMY 慢,因此,在急性胰腺炎后期测定尿 AMY 更有价值。

2. 由于正常人血清中 AMY 主要由肝脏产生,故血清与尿中 AMY 同时减低主要见于肝炎、肝硬化、肝癌及急性和慢性胆囊炎、急性酒精中毒等。肾功能障碍时,血清 AMY 也可降低。

二、连续监测法

【实验原理】

以对-硝基苯麦芽庚糖苷(4-nitrophenyl-α-maltum-heptanoside,4NP-G_7)为底物,经 α-淀粉酶催化,水解为游离的寡糖(G_5,G_4,G_3)及葡萄糖残基减少的对-硝基苯寡糖苷(4NP-G_2,4NP-G_3,4NP-G_4)。4NP-G_2,4NP-G_3 及部分 4NP-G_4,在 α-葡萄糖苷酶催化下,进一步水解为葡萄糖和对-硝基酚(其摩尔数仅为酶解底物-4NP-G_7 的1/3,余2/3还结合在 4NP-G_4 中)。对-硝基酚的生成量在一定范围内与 α-淀粉酶活性成正比。反应式如下:

$$4NP-G_7 \xrightarrow{AMY} 4NP-G_{4,3,2} + G_{5,4,3}$$

$$4NP-G_{4,3,2} \xrightarrow{\alpha-葡萄糖苷酶} 4NP-G_4 + G + 4NP$$

式中,G 为葡萄糖,4NP 为对硝基酚。

【试剂与仪器】

1. 试剂

(1)104mmol/L 磷酸盐缓冲液(pH 7.10):称取 $Na_2HPO_4 \cdot 12H_2O$ 24.967g,KH_2PO_4 4.668g,NaCl 3.039g,以蒸馏水溶解并定容至1000ml。

(2)34kU/L α-葡萄糖苷酶溶液:根据酶制剂的活力单位浓度,用 pH 7.10 磷酸盐缓冲液稀释,25℃稳定5天,4℃可稳定2周。

(3)57.5mmol/L 底物溶液 称取对-硝基苯麦芽庚糖苷 366mg(M 1274.1),以 pH 7.10 磷酸盐缓冲液溶解并定容至5ml。

2. 仪器 可见分光光度计、半自动生化分析仪或全自动生化分析仪。

【操作方法】

1. 血清稀释度 在自动生化分析仪上,吸取 α-葡萄糖苷酶溶液400μl,样品20μl(或10μl,4μl),预温至测定温度,再吸入底物溶液40μl,启动监测。

2. 主要参数

温度	37℃
延滞时间	3分钟
波长	405nm

间隔时间	30 秒
监测时间	3 分钟

【结果】

$$淀粉酶(\mathrm{U/L}) = \frac{\Delta A/\min}{E_{405nm}} \times \frac{TV}{SV} \times \frac{3}{L} \times 10^6$$

TV 为反应液总体积(ml)；SV 为样品用量(ml)；L 为比色杯光径(cm)；3 为由产生 4NP 的 μmol 数换算成被水解底物 4NP-G$_7$ 的 μmol 数；E_{405nm} 为 4NP 的摩尔吸光系数(37℃、30℃、25℃时分别为 10 600，9500，9000)。

【参考区间】

血清淀粉酶参考值上限：37℃，≤220U/L。

尿液淀粉酶参考值上限：37℃，≤1200U/L。

【临床意义】

同碘－淀粉比色法测定血清淀粉酶。

【质量控制】

1. 本法线性范围可达 2000U/L，精密度好，方法简便快速，既适合自动化分析，也可用手工测定，结果能以国际单位表示，是目前测定淀粉酶较为理想的方法。

2. 除肝素外，其他抗凝剂对本法均有干扰；Tris 缓冲液抑制 α- 葡萄糖苷酶，EDTA、枸橼酸盐、草酸盐、氟化钠抗凝剂可使淀粉酶活力降低 5%～15%；脂血，血红蛋白≤35μmol/L，胆红素 ≤170μmol/L，葡萄糖≤100μmol/L，维生素 C≤1mmol/L 不干扰测定。

3. 各种试剂盒组成及方法不尽相同，需根据说明书操作。

【思考题】

1. 试比较碘-淀粉比色法和连续监测法测定淀粉酶原理有何不同？

2. 血清淀粉酶测定的主要临床意义是什么？

实训四十八　血清脂肪酶活性测定

脂肪酶(lipase，LPS；EC3·1·1·3)又称甘油三酯酶，是胰腺外分泌酶，通常只有小部分进入血循环。血清中的脂肪酶主要来自胰腺，少量来自胃肠黏膜。脂肪酶作用于底物和水的交界面，故仅当底物在乳化状态时脂肪酶才能发挥作用。现多用去氧胆酸钠作乳化剂配制底物。脂肪酶的测定方法主要有滴定法、分光光度法、比浊法和免疫法。pH 滴定法是用标准 NaOH 溶液滴定中和酶促反应生成的脂肪酸。该法是经典方法，但灵敏度差、反应时间长，不适用于临床检测。分光光度法包括比色法、紫外分光光度法和干化学法，均为酶偶联速率法，操作简单，但试剂昂贵。比浊法是以甘油三酯乳剂为底物，经脂肪酶水解后，比浊测定反应后浊度降低的程度来计算酶的活性。此法简单，适合一般实验室应用，缺点是底物的乳化难以做到每批一致，直接影响测定结果，准确度较差。免疫分析法可分为放射性免疫法、胶乳法和酶标法等，此类方法费时，不适合急诊测定，未能广泛使用。

一、比　浊　法

【目的和要求】

掌握：血清脂肪酶测定的原理。

熟悉：血清脂肪酶测定的临床意义。

了解：血清脂肪酶测定的注意事项。

【实验原理】

甘油三酯与水制成的乳胶,因其胶束对入射光的吸收及散射而具有乳浊性状。胶束中的甘油三酯在脂肪酶的作用下水解,使胶束分裂,其浊度或光散射因而减低。减低的速率与脂肪酶活力有关。

【试剂与仪器】

1. 试剂

(1)纯化橄榄油:称取层析纯氧化铝(70~325 筛孔)10g,置于 2cm×15cm 层析柱中,使呈疏松及表面平整状态,缓缓加入 AR 级橄榄油 18ml,用橡皮冲洗球加压,层析除去游离脂肪酸,得到无色透明的橄榄油约 10ml,氧化铝转成黄色。

(2)橄榄油乙醇液:称取已处理过的橄榄油 2g,溶于无水乙醇中,加无水乙醇至 200ml。

(3)Tris 缓冲液(pH 8.8):称取 Tris 3g,去氧胆酸钠 6g,溶于蒸馏水中,稀释到 1L,用浓盐酸调 pH 至 8.8。

(4)0.17μmol/L 橄榄油乳剂:取 500ml Tris 缓冲液,放入烧杯内,置磁力搅拌器上,开动搅拌器,缓缓加入 7.5ml 橄榄油乙醇液(吸管尖端应插入液面以下),使呈均匀乳浊液,冰箱保存。

2. 仪器 浊度计或可见分光光度计。

【操作方法】

1. 于试管内加入 4ml 橄榄油乳剂,37℃预温 5 分钟,加入 0.05ml 血清,立即颠倒混匀 5 次(切勿用力振摇),迅速用分光光度计比浊,以 Tris 缓冲液调零,在 400nm 波长读取吸光度为 A_1。

2. 将此管置于 37℃水浴保温 10 分钟,然后同上读取吸光度为 A_2。

3. 如果酶活力很高,在保温期间,底物全部变清,则应将待测血清用 Tris 缓冲液作适当稀释后重新操作。

4. 校正曲线制作 取试管 4 支,分别加入橄榄油乳剂 1.0ml、2.0ml、3.0ml 及 4.0ml,然后用 Tris 缓冲液补充到 4.0ml,相当于甘油三酯浓度分别为 0.17μmol、0.34μmol、0.51μmol 及 0.68μmol,同上比浊,绘制校正曲线。

单位定义:100ml 血清在 37℃水浴中,作用于底物 10 分钟,能水解 1μmol 底物者为 1 个脂肪酶活力单位。

【结果】

由 (A_1-A_2) 之值查校正曲线,即得酶水解底物 μmol 数。

$$脂肪酶单位 = 酶水解底物的 \ \mu mol \ 数 \times \frac{100}{0.05}$$

如样品经稀释则再乘以稀释倍数。

【参考区间】

呈正偏态分布,最低为 0U,单侧 95% 上限为 7.9U。

【质量控制】

1. 比浊法要制备稳定而能得到重复结果的底物液不容易,浓度过高的底物液可因起始吸光度过高而降低灵敏度。用底物减少量来代表酶活力,其活力单位不能真正代表甘油三酯中酯键的水解数。

2. 市售橄榄油必须用氧化铝吸附处理去除游离脂肪酸。使用未处理的橄榄油测出的脂肪酶活力只相当于处理过橄榄油测出结果的 65% 左右。

3. 有 5%~7% 的正常人血清与底物保温后的吸光度比保温前略有增加,因而成负值。这可能由于血清中某些异常蛋白质发生沉淀所致,例如含类风湿因子的阳性标本常有此情况。遇有此种血清,可在血清中加入聚乙二醇 6000,使终浓度达 55g/L,预孵 10 分钟,使干扰物(如 IgM)沉淀或解离,然后再用经此处理的标本操作即可。

【思考题】

试述比浊法测定脂肪酶原理。

二、酶偶联法

【目的和要求】

掌握:酶偶联法测定血清脂肪酶的原理。

熟悉:酶偶联法测定血清脂肪酶的操作步骤。

了解:酶偶联法测定血清脂肪酶的特点。

【实验原理】

$$1,2-甘油二酯 + H_2O \xrightarrow{\text{脂肪酶}} 2-单酸甘油酯 + 脂肪酸$$

$$2-单酸甘油酯 + H_2O \xrightarrow{\text{单酸甘油酯脂肪酶}} 甘油 + 脂肪酸$$

$$甘油 + ATP \xrightarrow{\text{甘油激酶}} 3-磷酸甘油 + ADP$$

$$3-磷酸甘油 + O_2 \xrightarrow{\text{磷酸甘油氧化酶}} 磷酸二羟丙酮 + H_2O_2$$

$$2H_2O_2 + 4-氨基安替比林 + TOOS^* \xrightarrow{\text{过氧化物酶}} 醌类化合物(红色) + 4H_2O$$

波长 546nm,比色杯光径 1.0cm,进行比色测定,计算脂肪酶的活性单位。

*TOOS:4-aminophenazone,N-ethyl-N-(2-hydroxy-3-sulfopropyl)-m-toluidine,N-乙酰-N-磺酸丙基苯胺。

【试剂与仪器】

1. 试剂成分及其参考浓度:

(1)缓冲液

BES*缓冲液(pH 6.8 ±0.1)	36mmol/L
胆酸	2.7g/L

*BES:N,N-(2-羟乙基)-2-氨基磺酸。

(2)试剂Ⅰ(RⅠ):

1,2-甘油二酯	630mg/L
单酸甘油酯脂肪酶	870U/L
甘油激酶	1.33kU/L
磷酸甘油氧化酶	40kU/L
N-乙基-N-磺酸丙基苯胺	670mg/L
ATP	400mg/L
过氧化物酶	133kU/L
共脂肪酶	40kU/L

每瓶冻干试剂用 10ml BES 缓冲液复溶,置 2~8℃可稳定 21 天。

(3)试剂Ⅱ(RⅡ):

TAPS*缓冲液	pH 8.7 ±0.1
脱氧胆酸盐	14.14g/L
4-氨基安替比林	1.2g/L

*TAPS:N-三羟甲基代甲基-3-氨基丙磺酸。

(4)校准品:人胰脂肪酶校准品(单位见校准品说明书)。

2. 仪器 自动生化分析仪。

【操作方法】

根据实验室仪器的性能和特点,设定参数和计算公式,选用试剂必须有批准文号,并附有酶活性的校准品。下列参数仅供参考。

反应类型	速率法
主/次波长	546nm/700nm
温度	37℃
样品	2.5μl
R I	150μl
温浴	5 分钟
R II	50μl
温浴	5 分钟
样品体积分数	0.0123
监测时间	10 分钟

【结果】

单位定义:在本法测定条件下,37℃每分钟水解底物(1,2-甘油二酯)释放出 1μmol/L 的 2-单酸甘油酯所需的酶量,为 1 个酶活性单位,用 1L 血清中的酶量表示(U/L)。

$$胰脂肪酶活性(U/L) = \frac{\Delta A/min_{测定}}{\Delta Amin_{标准}} \times 标准品脂肪酶活性$$

【参考区间】

经 100 名健康成年人血清脂肪酶活性的测定,参考区间为 1~54U/L。

【质量控制】

1. 本法线性范围为 0~1500U/L;批内 CV 2.3%~3.1%,批间 CV 3.8%~5.2%。

2. 胆红素 <50μmol/L 无干扰,胆红素浓度在 51~307μmol/L 时,使检测结果降低 10%~15%;游离甘油浓度 >0.4mmol/L 时,有明显的正干扰。建议对血清标本进行甘油空白测定。

【临床意义】

胰腺是人体 LPS 最主要来源。急性胰腺炎血清 LPS 升高,其升高的时间较 AMY 迟,但持续时间长,可达 10~15 天,有助于发病后期的诊断。有 40%~50% 胰腺癌患者血清 LPS 升高,慢性胰腺炎时 LPS 也可升高。腮腺炎未累及胰腺时,LPS 通常在正常范围。此外,胆总管结石或癌、肠梗阻、十二指肠穿孔等有时亦可增高。

【思考题】

1. 试述酶偶联法测定血清脂肪酶活性的基本原理。

2. 血清脂肪酶测定的主要临床意义是什么?

(段如春)

附录一　生物化学检验技能考核标准

《生物化学检验》是医学检验专业的一门主干课程,具有很强的实践性。学生不仅要掌握本课程的基本理论知识,而且还要求具备较为熟练的实践操作技能。在培养学生实践操作技能的过程中,实验技能考核是非常重要的一环,它具有积极的预测、监察功能及反馈管理作用,有效、可靠的实验技能考核可以较为全面、客观地反映学生实验技能的掌握情况,评价学生的实验成绩,观察实验教学的效果,改进实验教学方法,提高学生对实验课重要性的认识,激发学生的学习热情。设立客观公正的评分标准,是考核能否取得成功的关键。在参照临床生物化学检验实验室室间质量评价的 PT 评价方法的基础上,制订了下述评价标准。

示例:血糖测定(氧化酶法)技能操作考核标准

(一) 学生用表

检验专业生物化学检验实验考核成绩表

本次考核项目:血糖测定　　　　考生学号:_____　姓名:_____　成绩_____

一、血糖测定(GOD-POD 法)

按下表操作

加入物(ml)	R	S	B
血清	0.02	—	—
葡萄糖标准液	—	0.02	—
蒸馏水	—	—	0.02
酶工作液	3.0	3.0	3.0

混匀,置37℃水浴15分钟,　用分光光度计(波长 =505nm)测吸光度

结果计算:

血清葡萄糖 mmol/L $= \dfrac{A_R}{A_S} \times 5.55$

打印结果粘贴处

二、填写报告单

×××××医院生化检验报告单

打印日期:2014 年 月 日

标本编号1号	姓名:	年龄:	性别:	标本类型:
科别:	门诊号:	住院号:	床号:	临床诊断:

检测项目	测定结果	结果单位	参考范围	结果说明
注释:				

送检医师: 样本采集日期: 样本检测时间: 检验者:

样本收到时间: 结果报告时间: 审核者:

(注:本测试结果只对本血样负责)

三、回答问题:GOD-POD 法测定血糖的基本原理是什么?

注:实验考核评分标准

1. 回答问题 10 分。

2. 实验操作 40 分

①衣帽不整扣 2 分;②试管未编号扣 3 分;③吸管内有气泡扣 3 分;④读数时眼睛与液面不在同一水平面扣 2 分;⑤不在规定时间内完成者扣 5 分;⑥实验完毕后桌面不整洁扣 5 分。

3. 实验结果评价 30 分

结果超过 $\bar{X} \pm 2S$ 扣 15 分,超过 $\bar{X} \pm 3S$ 扣 25 分。

4. 本次测试时间:50 分钟

(二) 教师评分用表

步骤	操作步骤	分值	得分	备注
实验准备(15 分)	穿脱隔离衣、仪表情况等	5		
	原理书写正确,无遗漏,根据回答情况扣分	10		
操作(40 分)	①移液器加样操作规范	5		
	②管尖残液处理正确	5		
	③液体混匀动作正确	5		
	④孵育(或保温)正确	5		
	⑤熟练且正确使用分光光度计	10		
	⑥操作时间控制在 30 分钟完毕	10		
	⑦其他			
结果准确性(30 分)	实验结果得分 = 可接受结果数/总测定样本数 ×100% ×30			

步骤	操作步骤	分值	得分	备注
注意事项(10分)	最后整理、卫生及生物安全	10		
结果解释与分析(5分)	能对结果进行正确的分析和解释	5		

注:评分办法

1. 考核内容　每位学生在规定时间内独立完成1个指定项目、5份标本的测定,并书写简单的实验报告,填写实验报告单。

2. 评分规则　主要为吸量管、微量加样器、分光光度计的操作,操作过程必须遵照有关的操作规程进行操作,否则将按规定予以扣分。

3. 仪表卫生　在考核过程中,学生应规范着装,始终保持工作台面及仪器、用具的整洁卫生,实验结束后及时清洗所用玻璃仪器,完成收尾工作,否则将按规定扣分。

4. 实验结果　学生的实验结果数据按PT方法进行评分。

(1)确定靶值:采用考核所用市售质控血清的定值作为靶值。

(2)计算可接受范围:按临床上的做法,参照美国CLIA'88能力比对检验的分析质量要求的标准进行计算。接受范围 = 靶值 ± 允许总误差。如血糖的可接受范围 = 靶值 ±10%,如某标本的靶值为 5.5mmol/L,则其可接受范围为4.95~6.05。

(3)计算得分:将学生的实验结果与相应的可接受范围比较,如在可接受范围内,则判定为可接受结果。实验结果得分 = 可接受结果数/总测定样本数×100% ×30,实验结果得分加上上述各项得分即为本次实验技能考核的总得分。

(刘观昌)

附录二　实验用水的制备与水质检测

【目的和要求】

掌握:实验用水 pH、电阻率、电导率的检查方法。

熟悉:实验用水分级标准和各级纯水的用途。

了解:纯水的制备方法。

【实验原理】

用电导仪测定其电导率或电阻率;用 pH 计测定溶液的 pH;用酸性高锰酸钾法测定化学耗氧量代表水中有机物;用特定试剂检测水中残留的 Ca^{2+}、Mg^{2+}、Cl^-、SO_4^{2-} 等无机离子,细菌菌落计数按常规菌落计数法进行。

【试剂与仪器】

1. 电导仪,pH 计。

2. Ca^{2+} 检测试剂　钙指示剂。

3. Mg^{2+} 检测试剂　铬黑 T 指示剂溶液,pH 为 10 的碱性缓冲溶液(称取 16.9g 氯化铵,溶于 143ml 浓氨水中)。

4. Cl^- 检测试剂　浓硝酸,1% 硝酸银溶液。

5. SO_4^{2-} 检测试剂　1% 氯化钡溶液,浓盐酸。

6. 可溶化硅检验试剂　1% 的钼酸溶液,草酸硫酸混合液(4% 草酸 1 份加 4mol/L H_2SO_4 3 份),1% 硫酸亚铁溶液。

【操作方法】

(一) 纯水的制备方法

纯水的制备常用方法可分为:①蒸馏法;②离子交换法;③逆渗透法;④炭吸附等。

1. 蒸馏法　将自来水(或天然水)在蒸馏器中加热汽化,然后冷凝水蒸气即得蒸馏水。蒸馏水是实验室中常用的较为纯净的洗涤剂和溶剂,但并不是理想的纯化方法,因为蒸馏法只能去除非挥发性的物质,许多挥发性的物质(如二氧化碳等)则可进入蒸馏水中;与水的沸点相同的液体杂质也会一起蒸发、凝结出来。蒸馏法制水耗能大,冷凝水的消耗也多。若蒸馏进水为硬水,应经常清洁管道防止堵塞。

2. 离子交换法　将自来水通过离子交换柱(内装阴、阳离子交换树脂)除去水中杂质离子的方法。离子交换树脂是一种人工合成的带有交换活性基团的多孔网状结构的高分子化合物,在网状结构的骨架上,含有许多可与溶液中的离子起交换作用的"活性基团"。根据树脂可交换活性基团的不同,离子交换树脂被分为阳离子交换树脂和阴离子交换树脂两大类。当水通过阳离子交换树脂时,水中的 Na^+、Ca^{2+} 等阳离子与树脂中的活性基团——H^+ 发生交换;当水通过阴离子交换树脂时,水中的 Cl^-、SO_4^{2-} 等阴离子与树脂中的活性基团——OH^- 发生交换。所以离子交换法制备纯水的过程是水中的杂质离子先通过扩散进入树脂颗粒内部,再与树脂的活性基团中的-H^+或-OH^- 发生交换的过程。

由于树脂是多孔网状结构,具有很强的吸附能力,可以同时除去电中性杂质,又因交换柱能将颗粒杂质一同除去,因此,本法得到的去离子水纯度较高,25℃时电阻率达 $5 \times 10^6 \Omega/cm$ 以上,当树脂交换效率降低之后,阳离子和阴离子交换树脂可分别用盐酸和氢氧化钠使其再生。生化检验一般用蒸馏法制备的水为供水源,通常不提倡用离子交换水。

3. 逆渗透法　通过加压使水渗透过孔径仅 $0.0001\mu m$ 左右渗透膜,使其 $95\% \sim 99\%$ 的其他溶解或非溶解物质均无法通过渗透膜。水经过时能除去大量的不纯物质,如无机离子和多数有机化合物、微生物和病毒等,但仍残留有少量微小的离子,如硝酸根及溶解氯。

4. 炭吸附　炭吸附法是采用活性炭柱处理自来水,除去有机物的方法。该法可作为各种制备纯水配套的一种措施。

5. 电渗透法　将自来水通过电渗析器,除去水中阴、阳离子的方法。电渗析器主要由离子交换膜、隔板、电极等组成。离子交换膜是整个电渗析器的关键部分,是由具有离子交换性能的高分子材料制成的薄膜。阳离子交换膜(阳膜)只允许阳离子通过,阴离子交换膜(阴膜)只允许阴离子通过。电渗析水的电阻率一般在 $10^4 \sim 10^5 \Omega/cm$。

6. 混合纯化系统　混合纯化系统基本装置采用滤膜预处理系统的供水、结合炭吸附和离子交换处理,最后以孔径 $0.22\mu m$ 的滤膜除去微生物。好的纯水系统制造的纯化水,可达到或超过国内一级水标准。

(二) 纯水的水质检测

1. 电导率、pH 检查　调整电导仪、pH 计处于工作状态;取一小烧杯,装液面高 $10 \sim 15cm$ 待测试剂水;先后将电导仪、pH 计的电极头插入液体中,记录仪表指针指示的读数。

2. 水中无机离子检测

(1)Ca^{2+} 检测:取待测水样 10ml,调节 pH 至 $12 \sim 12.5$,加入适量钙指示剂,摇匀。若溶液呈红色,表示有 Ca^{2+};若呈蓝色,则为合格。

(2)Mg^{2+} 检测:取待测水样 10ml,加入数滴碱性缓冲溶液(pH = 10)及 0.5%铬黑 T 指示剂溶液 $2 \sim 3$ 滴,摇匀。若溶液呈红色,表示有 Mg^{2+};若呈天蓝色,则为合格。

(3)Cl^- 检测:取待测水样 10ml,加入 $2 \sim 3$ 滴浓硝酸酸化后,滴加 $2 \sim 3$ 滴 0.1mol/L(或 1%)硝酸银溶液,摇匀。若溶液清澈,表示 Cl^- 含量极低,符合使用要求。

(4)SO_4^{2-} 检测:取待测水样 10ml,加入 1%氯化钡溶液 1ml,摇匀。若无白色浑浊为合格,再加浓盐酸 2 滴,加入后如不发生浑浊现象,说明无 SO_4^{2-} 存在。

(5)可溶化硅检验:取待测水样 10ml,加入 10ml 1%的钼酸溶液 15 滴,草酸硫酸混合液 8 滴,摇匀,置室温 10 分钟,滴加 1%硫酸亚铁溶液 5 滴摇匀。以不显蓝色为合格。

3. 水中有机物检测(酸性高锰酸钾法)　取水样 100ml,加 0.01mol/L $KMnO_4$ 适量后,再加数粒玻璃珠,煮沸 10 分钟。溶液中保持 $KMnO_4$ 颜色表示水中无有机物;如果颜色褪去表示水中含有有机物。

【参考区间】

电导率是电阻率的倒数,即 $1\mu s/cm = 1M\Omega/cm$,表示纯水中离子含量。纯水的 pH < 7.0 表明水中溶

解的 CO_2 含量较高,pH > 7.0 一般表明水中 HCO_3^- 含量较高。

不同国家对纯水等级的规定略有不同,我国对实验用水的质量提出了一些基本要求,但不完善。现介绍美国国家临床实验标准委员会(NCCLS)规格(附表 1)、美国病理学会(CAP)规格(附表 2)、美国试验试剂协会(ASTM)规格(附表 3)的等级规定。

附表 1　美国 NCCLS 纯水等级规定(1985 年)

指标	Ⅰ级	Ⅱ级	Ⅲ级
微生物含量(最大每毫升菌落数)	< 10	< 10^3	未定
pH	未定	未定	5.0~8.0
电阻率(MΩ/cm,25℃)	10	2.0	1.0
硅最大值(mgSiO₂/L)	0.05	0.1	1.0
微粒	0.2μm 微孔膜过滤	未定	未定
有机物质	活性碳过滤	未定	未定

附表 2　美国 CAP 纯水等级规定(1976 年)

指标	Ⅰ级	Ⅱ级	Ⅲ级
电阻率(MΩ/cm,25℃)	> 10	> 0.5	> 0.2
电导率(μs/cm,25℃)	< 0.1	< 2.0	< 5.0
pH	6.0~7.0	6.0~7.0	6.0~7.0
硅酸盐(mg/L)	< 0.01	< 0.01	< 0.01
重金属(mg/L)	< 0.01	< 0.01	< 0.01

附表 3　ASTM 纯水等级规定

指标	Ⅰ级	Ⅱ级	Ⅲ级	Ⅳ级
电阻率(MΩ/cm,25℃)	> 16.7	> 1.0	> 1.0	> 0.2
pH	未定	未定	6.2~7.5	5.0~8.0
高锰酸钾还原时间(分钟)	60	60	10	10
不含气体及微粒的总溶解物质(mg/L)	0.1	0.1	1.0	2.0

【质量控制】

1. 不同方法各有利弊,最好的方式是将不同的方法作不同的组合,以达到实验室的要求。

2. 纯水的贮存、运输和使用过程中,要注意避免一切可能的污染,切勿用手接触纯水或容器内壁。

3. 一般选用聚乙烯或聚丙烯桶(瓶)贮存纯水,贮存时间不宜太长。

【临床意义】

不同的实验对纯水等级的需求不同,纯水在制备过程中主要测定 pH 和电阻率,再根据不同要求作某些专项检验。我国目前规定的实验室常用纯水标准为:Ⅰ级水可供配制痕量金属溶液使用;Ⅱ级水适用于除去有机物的场合;Ⅲ级水可用于玻璃器皿的初步洗涤和冲洗;Ⅳ级水可用于纯度要求不高的场合,例如作为冲洗树脂的尾水或允许含有痕量杂质的溶液。附表 4 介绍了 NCCLS、CAP、ASTM 规定的等级纯水的用途。

附表 4　NCCLS、CAP、ASTM 规定的等级纯水的用途

	级别	纯水用途
NCCLS	Ⅰ级	原子吸收及火焰光度、电解质、荧光、酶、高灵敏度层析、电泳、缓冲液、参比液
	Ⅱ级	一般实验室检验,玻璃器皿冲洗
	Ⅲ级	玻璃器皿冲洗,要求不高的定性试验
CAP	Ⅰ级	原子吸收及火焰光度、电解质、酶、血气及 pH、无机元素、参比液、缓冲液
	Ⅱ级	一般实验室检验,血液学、血清、微生物检验等
	Ⅲ级	普通定性测定、尿检、组织切片、寄生虫、玻璃器皿洗涤等
ASTM	Ⅰ级	用于最高精密度准确度的检验
	Ⅱ级	用于要求不含有机物的纯水的检验
	Ⅲ级	一般实验室常规检验
	Ⅳ级	用于要求不高,低纯度的大容量的范围

【思考题】

1. 我国目前对实验室常用纯水有何标准,水质检测常用项目有哪些?

2. 纯水在使用过程中有哪些注意事项?

（张静文）